DE LA VALEUR

DE

LA TRIMÉTHYLAMINE

DANS LE TRAITEMENT

DU RHUMATISME ARTICULAIRE

PAR

Le Dr Albert COTTARD,

Lauréat de l'École de médecine de Caen (années 1867-68 et 1868-69 ; 1er prix),
Ancien externe des hôpitaux de Paris et de la Clinique d'accouchements de la Faculté,
Médaille de bronze de l'Assistance publique.

PARIS

ADRIEN DELAHAYE, LIBRAIRE-ÉDITEUR

PLACE DE L'ÉCOLE-DE-MÉDECINE

1873

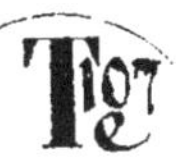

DE LA VALEUR

DE

LA TRIMÉTHYLAMINE

DANS LE TRAITEMENT

DU RHUMATISME ARTICULAIRE

PAR

Le Dʳ Albert COTTARD,

Lauréat de l'École de médecine de Caen (années 1867-68 et 1868-69 ; 1er prix),
Ancien externe des hôpitaux de Paris et de la Clinique d'accouchements de la Faculté,
Médaille de bronze de l'Assistance publique.

PARIS

ADRIEN DELAHAYE, LIBRAIRE-ÉDITEUR

PLACE DE L'ÉCOLE-DE-MÉDECINE

1873

DE LA VALEUR

DE

LA TRIMÉTHYLAMINE

DANS LE TRAITEMENT

DU RHUMATISME ARTICULAIRE

> « D'abord, il n'y a que des actions physiologiques, en ce sens que, d'une part, les médicaments ne sont que des modificateurs d'organes et de fonctions, et nullement d'entités morbides, et que, du reste, ils agissent en santé comme en maladie. »
>
> GUBLER, *Commentaires thérapeutiques du Codex*, préf. de la 1re édit., p. XI.

INTRODUCTION.

Les sciences naturelles ont pour base l'observation et l'expérimentation. Avant l'application de cette méthode positive, elles étaient livrées à l'empirisme. Elles restaient condamnées à un état stationnaire d'où quelques remarques isolées ne pouvaient les faire sortir. La chimie n'est entrée en progrès que depuis Lavoisier, et pourtant, avant ce savant, que de travaux infructueux avaient été tentés, que de vies s'étaient laborieusement consumées dans des recherches mal conduites !

En face des incalculables résultats donnés par l'expérimentation, on peut avoir pleine confiance en elle. Nous croyons cependant qu'il faut apporter une grande circonspection dans ces constatations et dans l'affirmation de ces résultats.

L'observation des faits est souvent difficile et l'interprétation en est toujours périlleuse. Les faits, surtout en médecine, se présentent rarement dégagés ; ils sont complexes, enchevêtrés, confondus. Pour arriver à reconnaître et à assigner les lois qui régissent chacun d'eux, à démêler les causes multiples et souvent contradictoires auxquelles ils obéissent, il faut varier et renouveler patiemment les observations et les comparer longuement entre elles, afin de saisir dans ce rapprochement les concordances et les différences ; ce n'est qu'après des expériences aussi consciencieusement menées, et lorsque les données paraissent élucidées d'une façon satisfaisante, que l'on peut déduire avec quelque assurance des conclusions vraiment scientifiques.

Malheureusement des imaginations trop vives n'ont pas toujours tenu compte de la nécessité absolue de l'expérimentation et se sont laissé souvent séduire par des apparences de résultat. C'est ainsi qu'ont été échafaudés des systèmes que la science n'a point confirmés. On en pourrait trouver un exemple dans l'histoire du rhumatisme. Que de médicaments n'a-t-on pas employés, préconisés et exaltés contre cette maladie, médicaments aujourd'hui tombés dans un discrédit dont ils ne se relèveront jamais ; si on les avait plus patiemment étudiés, on eût bien vite reconnu que les guérisons qu'on leur attribuait, étaient dues à d'autres causes et on ne les eût point si inutilement vantés. C'est d'après quelques cas douteux qu'on a cru à leur efficacité et qu'on les a bruyamment lancés, au lieu d'en continuer l'essai par de sérieuses expériences qui en auraient vite démontré la nullité.

Ces prétendues découvertes, par le bruit qu'elles font et les discussions qu'elles soulèvent, ont de déplorables conséquences pour la science. Des esprits distingués abusés les soutiennent, d'autres les réfutent, et tous perdent dans une querelle, que sa nature rend fatalement stérile, un temps qui aurait pu être infiniment mieux employé. Des recherches sérieuses sont souvent interrompues par le bruit de ces faux succès et la marche du progrès scientifique se trouve arrêtée ou égarée dans une fausse direction.

Comme nous le disions, la circonspection est donc nécessaire : *melius est sistere gradum quam progredi per tenebras*. Quand on a marché au hasard, on perd non-seulement le temps de cette marche, mais encore celui qu'on passe à revenir dans le bon chemin.

Pour ramener cette idée générale au sujet que nous avons choisi, nous trouvons que l'on a conclu trop vite à la vertu *anti-rhumatismale* de la triméthylamine. C'est ce que nous espérons démontrer dans les paragraphes suivants.

HISTORIQUE THÉRAPEUTIQUE.

C'est seulement en 1850 que Wertheim, distillant de la narcotine avec la potasse, découvrit le corps aujourd'hui employé sous le nom de triméthylamine.

Un médecin russe, Awenarius, l'introduisit le premier dans la thérapeutique ; il traita avec succès, il le raconte du moins, 250 cas de rhumatismes articulaires aigus et chroniques (de 1856 à 1860). Il fut imité dans cette pratique par le professeur Nielubin (de Saint-Pétersbourg).

M. Guilbert (1856), en Belgique, M. Namias, de Venise, en Italie, ont aussi employé la triméthylamine.

En 1863, M. Desnos en fait l'essai sans succès dans son service hospitalier.

M. Gubler (*Com. thérap. du Codex*, édit. 1868, art. *Vulvaire*) mentionne l'emploi de la propylamine, et fait observer que de nouvelles recherches sont indispensables pour permettre d'assigner à ce médicament sa véritable valeur.

En 1870, une thèse (sous ce titre : *Essais thérapeutiques sur la triméthylamine*) écrite sous l'inspiration de M. le professeur Coze, est soutenue devant la Faculté de Strasbourg, par M. Fargier-Lagrange.

A la même époque, paraît l'opuscule de M. J. de Kaleniczenko, ayant pour titre : *Notes sur la propylamine et les produits organiques qui la contiennent : huile et extrait de foie de morue.*

En 1872, le Dr John M. Gaston, publie les résultats qu'il a obtenus de l'administration de la propylamine dans *The medical press and circular*.

Sans M. Dujardin-Beaumetz, qui lui a fait repasser la frontière, la triméthylamine, accueillie d'abord avec indifférence par les médecins français, aurait pu, comme médicament, longtemps demeurer inconnue chez nous.

Quelques observations de guérison sont lues par ce médecin distingué, sous forme de *Notes à la Société médicale des hôpitaux*, dans la séance du 10 janvier 1873.

Le nouveau médicament est dès lors mis à l'essai dans tous les hôpitaux de Paris et même en province. La *Gazette des hôpitaux*, dans son n° du 22 mars 1873, publie en effet trois observations du Dr Pirotais, de Fougères.

Le premier travail de M. Dujardin-Beaumetz est suivi bientôt d'un second, inséré dans la *Gazette hebdomadaire de médecine et de chirurgie*, à la date des 28 mars et 10 avril 1873.

Nous aurons l'occasion de revenir sur plusieurs de ces travaux dans les paragraphes suivants.

PARTIE CHIMIQUE.

Ce n'est point la propylamine qu'on a jusqu'à ce jour employée contre le rhumatisme, mais bien la triméthylamine. Ces deux substances possèdent, il est vrai, le même nombre d'atomes, la même formule les représente et exprime leur isomérie ; mais le groupement de ces atomes est différent. Je m'explique :

$$C^3H^9Az$$

est la formule brute que l'on peut décomposer des deux façons suivantes :

$$1° \left.\begin{array}{l} C^3H^7 \\ H \\ H \end{array}\right\} Az \quad C^3H^9Az \text{ (propylamine)}$$

$$2° \left.\begin{array}{l} CH^3 \\ CH^3 \\ CH^3 \end{array}\right\} Az = C^3H^9Az \text{ (triméthylamine)},$$

Cette formule C^3H^9Az peut encore représenter l'éthylo-méthylamine, ainsi qu'il suit :

$$\left.\begin{array}{l} C^2H^5 \\ C\ H^3 \\ H \end{array}\right\} Az = C^3H^9Az \text{ (éthylo-méthylamine)}.$$

Ces trois corps, la propylamine, la triméthylamine et l'éthylo-méthylamine, sont des ammoniaques composées, c'est-à-dire qu'elles dérivent de l'ammoniaque AzH^3 par la substitution de radicaux alcooliques, à l'hydrogène de ce corps ; ainsi :

1° Dans la *propylamine*, on a le radical monoatomique

de l'alcool propylique C^3H^8 qui remplace l'élément monoatomique H.

$$Az \begin{cases} H \\ H \\ H \end{cases} \qquad Az \begin{cases} (C^3H^7)^1 \\ H \\ H \end{cases}$$

2° Dans la *triméthylamine*, trois radicaux monoatomi-
ques CH^3 de l'alcool éthylique remplacent les trois éléments H de AzH^3 ;

$$Az \begin{cases} H \\ H \\ H \end{cases} \qquad Az \begin{cases} (CH^3) \\ (CH^3) \\ (CH^3) \end{cases}$$

3° Dans l'*éthylo-méthylamine*, deux éléments monoa-
tomiques H sont remplacés, l'un par le radical (CH^3) de
l'alcool méthylique, l'autre par le radical (C^2H^5) de l'alcool éthylique.

La propylamine appartient, on le voit, aux ammoniaques primaires, l'éthylo-méthylamine aux ammoniaques secondaires et la triméthylamine aux ammoniaques tertiaires.

L'azote joue ici, d'après la théorie atomique, le rôle
d'un élément triatomique. Dans l'ammoniaque ordinaire,
comme dans les ammoniaques composées, l'affinité de
l'azote est saturée par les trois éléments H. Or, l'azote
peut, dans certaines combinaisons, manifester une ato-
micité plus élevée.

Le chlorhydrate d'ammoniaque au chlorure d'ammo-
nium nous en offre un bel exemple. Dans ce corps, en
effet, l'élément Az n'est plus triatomique, mais pentatomique, ainsi :

$$Az\,H^4cl \text{ ou } Az \begin{cases} H \\ H \\ H \\ H \\ Cl \end{cases}$$

Dans le chlorhydrate de triméthylamine :

$$\left.\begin{array}{l}(CH^3)^3 \\ H \\ Cl\end{array}\right\} Az,$$ l'azote joue également le rôle d'élément pentatomique.

Il nous a paru nécessaire d'établir ces considérations sur la nature des corps dont nous allons maintenant étudier la préparation.

CARACTÈRES PHYSIQUES ET PRÉPARATION.

Nous nous occuperons surtout de la préparation de la triméthylamine et de son chlorhydrate. Nous parlerons ensuite brièvement des substances d'origine végétale ou animale qui la contiennent. Vertheim, le premier, en distillant de la narcotine avec de la potasse, découvrit la triméthylamine (1850). Il l'appela *métacétamine*.

Anderson (1850), traitant la codéine par la chaux à 150° environ, obtint également la triméthylamine. Il crut avoir obtenu la vraie propylamine.

En 1851, Wertheim retira la triméthylamine de la saumure de hareng.

Enfin, Dessaignes (1851), put l'extraire du chenopodium vulvaria. Dans les laboratoires, on obtient la triméthylamine par le procédé suivant:

On prépare du bromhydrate de triméthylamine en traitant la méthylamine par l'éther méthylo-bromhydrique. La réaction est indiquée par les formules suivantes:

$$\left.\begin{array}{l}CH^3 \\ H \\ H\end{array}\right\} Az + CH^3 Br. = \left.\begin{array}{l}(CH^3)^2 \\ H^2 \\ Br.\end{array}\right\} Az$$

Le bromhydrate de biméthylamine, traité par la

chaux, met en liberté de la biméthylamine. Celle-ci, en présence de l'éther méthylo-bromhydrique donne du bromhydrate de triméthylamine, ainsi que le montrent les formules :

$$\left.\begin{array}{c}(CH^3)^2\\H\end{array}\right\}Az + CH^3\,Br. = \left.\begin{array}{c}CH\\H\\Br.\end{array}\right\}Az$$

bromhydrate de triméthylamine qui, avec la chaux, donne de la triméthylamine.

M. Frédéric Wurtz indique un autre procédé (rapport à la Société de pharmacie, séance du 9 mars 1873); il prépare d'abord de l'iodure de méthyle avec l'alcool méthylique. L'iodure de méthyle, mis en présence de l'ammoniaque, sous l'influence d'une forte pression, donne lieu à la formation de cristaux de tétraméthylammonium; on les lave simplement dans l'eau, et en les traitant par la chaux, on obtient la triméthylamine, soluble dans l'eau comme l'ammoniaque, solution qu'on pourrait titrer, de façon à avoir à sa disposition un produit toujours semblable.

On peut encore extraire la triméthylamine de la saumure de harengs, et autres poissons, et de l'huile de foie de morue, en employant le procédé suivant :

On distille, avec une quantité de potasse suffisante pour rendre le liquide fortement alcalin, de la saumure de harengs. Le produit de la distillation est reçu dans un récipient contenant de l'eau froide. On arrête l'opération quand le liquide n'exhale plus l'odeur du hareng. Il a passé à la distillation un mélange d'ammoniaque et de triméthylamine; on sature par l'acide chlorhydrique et on évapore à siccité. Ce qui reste est traité par l'alcool qui ne dissout que le chlorhydrate de triméthylamine. La solution alcoolique avec l'hydrate de chaux laisse dégager de la triméthylamine qu'il faut refroidir et condenser avec précaution.

Le chlorhydrate de triméthylamine a, on le sait, la formule $Az (C H^3)^3 H$ cl.; voici comment on le prépare.

On transforme l'iodure de Methyle CH^3I sous pression avec l'ammoniaque en iodure de tétraméthylammonium. Voici la réaction.

$$Az \begin{cases} H \\ H \\ H \end{cases} + 4\, CH^3I = Az \begin{cases} (CH^3)^4 \\ I \end{cases} + 3\, HI$$

Ce dernier produit est décomposé par la soude caustique. La réaction donne lieu à un dégagement de triméthylamine qui se recueille dans de l'eau aiguisée d'acide chlorhydrique :

$$2\, Az \begin{vmatrix} (CH^3)^4 \\ I \end{vmatrix} + 2\, \begin{matrix} Na \\ H \end{matrix} \Big\} 0 = 2\, Az \begin{cases} CH^3 \\ CH^3 \\ CH^3 \end{cases} + 2Na\, I + H^2 0 + (CH^3)^2 0$$

On obtient alors du chlorhydrate de triméthylamine

$$Az\, (CH^3)^3 + Hcl. = Az \begin{cases} (CH^3)^3 \\ H \\ Cl. \end{cases}$$

que l'on évapore à sec et qu'on lave à l'alcool.

On redissout de nouveau le chlorhydrate et on le fait cristalliser.

La triméthylamine est gazeuse à la température ordinaire, liquide à la température de $+ 5^o$ environ. Elle se présente alors sous l'aspect d'un liquide incolore, transparent, soluble en toutes proportions dans l'eau, l'alcool et l'éther. Elle est combustible et donne une

mme peu éclairante. Elle offre une réaction alcaline comme l'ammoniaque, à laquelle elle ressemble d'ailleurs par sa grande volatilité. Elle est douée d'une odeur ammoniacale très-prononcée, avec une odeur secondaire de marée infecte. Comme l'ammoniaque, elle peut au contact des hydracides, Hcl, Hbr, HI, etc.., donner des fumées blanches de chlorhydrate, brom-hydrate, iodhydrate de triméthylamine. Elle forme des sels analogues aux sels ammoniacaux, sels cristallisables, tantôt inaltérables à l'air, tantôt déliquescents comme le chlorhydrate; soumis à la chaleur, ces sels répandent une forte odeur de saumure.

Enfin le sulfate de triméthylamine, en s'unissant au sulfate d'alumine, produit des aluns qui ont la plus complète analogie avec l'alun ammoniacal et les autres aluns, tels que ceux de potasse, de soude, etc.

La propylamine vraie $\left. \begin{array}{l} C^3 \ H^7 \\ H \\ H \end{array} \right\} Az.$

ne se rencontre ni dans le commerce, ni dans les laboratoires de chimie, et c'est à peine si on en trouve un centième dans la triméthylamine retirée de la saumure de hareng et de l'huile de foie de morue.

On l'obtient en traitant l'iodure de propyle C^3H^7I par le cyanate d'argent. Le cyanate et le cyanurate obtenus sont décomposés par la potasse. La propylamine est alors mise en liberté. On la convertit en chlorhydrate, sel qui, après avoir été desséché, est décomposé par la baryte.

La propylamine se distingue de la triméthylamine par les propriétés suivantes :

1° L'odeur.

2° Le point d'ébullition. La propylamine bout à + 49°.

3° Tandis que l'iodure de méthyle donne en réagissant sur la propylamine de l'iodure de propyltriéthylammonium , il produit avec la triméthylamine de l'iodure de tétraméthylammonium.

Le *chlorydrate de triméthylamine* est un sel blanc jaunâtre. Lorsqu'il vient d'être préparé, il se présente sous la forme de cristaux prismatiques allongés; peu à peu, il devient déliquescent et prend l'aspect d'une substance amorphe. Il répand une odeur ammoniacale et de poisson pourri très-prononcée.

Il est une remarque que je dois à M. Gubler et qui a son importance. Tout flacon de triméthylamine en vidange exhale, au fur et à mesure que la triméthylamine en est enlevée, une odeur de plus en plus marquée d'ammoniaque, et peu à peu l'odeur propre douceâtre de la triméthylamine disparaît. Pour M. Gubler, ce phénomène serait dû à la formation de l'ammoniaque $Az\,H^3$, aux dépens de la triméthylamine, ainsi que l'exprime la réaction suivante:

$$Az\begin{cases}CH^3\\CH^3\\CH^3\end{cases}+\;3\;\begin{vmatrix}H\\H\end{vmatrix}\,0=Az\begin{cases}H\\H\\H\end{cases}+3\,(CH^3,OH).$$

Il s'ensuit que le produit pharmaceutique n'a plus, à la fin du flacon, la même valeur qu'au moment où on l'a débouché. Il faut observer encore que la solution de triméthylamine peut être plus ou moins chargée et que la volatilité du produit en fait un médicament d'une conservation difficile.

Ces remarques ne s'appliquent point au chlorhydrate de triméthylamine, qui possède, avec une fixité que n'a point la base seule, une pureté qu'explique aisément la possibilité de sa cristallisation.

Nous trouvons, dans l'ouvrage de J. de Kaleniczenko, l'énumération des nombreux végétaux et animaux qui contiennent de la triméthylamine. En résumant le travail de l'auteur, nous aurons soin de présenter son opinion relativement aux effets physiologiques et thérapeutiques de ce médicament.

En tête des produits qui renferment de la triméthylamine, il place l'huile de foie de morue. Toutefois, dit-il, « l'huile de foie de morue en contient à peine ; elle lui doit cependant ses propriétés spéciales. »

« Chose étrange, ajoute-t-il, ce principe, si longtemps ignoré, existe abondamment dans la nature organique, aussi bien dans le règne végétal, que dans le règne animal.

Il nous décrit ensuite les plantes dans lesquelles on rencontre de la triméthylamine, et qu'il appelle pour cette raison *plantes triméthylamiques*. On trouve cette ammoniaque selon lui :

1° Dans les CHÉNOPODIACÉES et surtout dans le *chénopodium vulvaria* (vulvaire, Lin) qui exhale constamment à l'état frais l'odeur de la triméthylamine, et qui est employée avec succès intus et extra contre les ulcères atoniques, et comme sudorifique dans les affections catarrhales.

2° Dans les POMACÉES et principalement dans les genres *cratægus* et *sorbus* ; cratægus oxyacantha (aubépine), C. monogyna, C. crusgalli, etc..., sorbus aucuparia (Linn.), sorbier des oiseaux, S. domestica, S. canadensis, etc.

3° Dans les CAPRIFOLIACÉES, et particulièrement dans le genre *viburnum*, V. opulus (Linn.) V. pyrifolium, etc., le genre sambucus, S. nigra, S. racemosa, etc. Le viburnum opulus est le plus riche en triméthylamine, et son emploi en Russie rivalise avec celui de la vulvaire, dans toutes les classes de la hiérarchie sociale.

4° Dans les ASCLÉPIADÉES, pauvres en triméthylamine en Europe, mais qui au Cap sont sous ce rapport d'une richesse véritablement incomparable. Je citerai les genres Stapilar, S. grandiflora (Mass.), S. hirsuta (Jacq.), S. revoluta (Mass.), S. variegata (Lin), etc., le genre Huernia: H. tubata (Brown), H. pillosissima (Celse), le genre Apteranthès, A. goussoniana (Bat. Reg.), etc.

Ces diverses asclépiadées possèdent au moment de la floraison l'odeur de notre vulvaria, mais centuplée. L'odeur ne persiste que tant que dure la fécondation. Quand l'enveloppe florale se flétrit, l'exhalation triméthylamique disparaît.

5° Dans les RAFFLESIACÉES qui appartiennent aux Dycotilédonées inférieures et se rapprochent des Aristolochées. « Ce sont des plantes énormes, sans feuilles ni tiges (?). »

« La Rafflesia Arnoldi (B. Brown), la reine de ces plantes triméthylamiques, projette, dit J. de Kaleniczenko, une odeur horriblement intense de propylamine et de carbonate d'ammoniaque qui empeste l'atmosphère à une distance de plus de 100 mètres ; son odeur est telle que les animaux qui vivent de cadavres s'y laissent tromper, se dirigent vers elle, puis s'en éloignent sans y toucher, après avoir reconnu leur erreur. Plus crédules, les insectes coléoptères et dyptères viennent y déposer leurs œufs; ces œufs ; éclosent, mais les petits périssent faute d'aliments. »

Les plantes qui contiennent de la triméthylamine sont si nombreuses, que « si je voulais les nommer toutes ici, dit J. de Kaleniczenko, j'en aurais un très-long catalogue. »

Le règne animal n'est pas moins riche que le règne végétal en triméthylamine ; parmi les espèces qui la contiennent, nous citerons :

1° Le genre CLUPEA qui renferme le hareng commun (Clupea harengus, Linn.), l'alose (Clupea alosa, Linn.) la sardine commune (Clupea sprattus, Linn.), etc..., dont on fait partout une énorme consommation.

2° Le genre ACIPENCER (Esturgeons) « également comestible, et dont la plupart des espèces sont fort estimées, Acipencer huso (Linn.), (grand esturgeon ou Hauser); A. ruthenus (Linn.) petit esturgeon ou Sterlet; A. Sturio (Esturgeon commun); A. stellatus (Pall.) (Scherg); des diverses espèces d'esturgeons, on prépare ce qu'on nomme en Russie Balyk gras, mets très-estimé qu'on utilise comme provision de bouche dans les voyages à travers les steppes du midi de la Russie, où les habitations sont pauvres et clairsemées; ce n'est autre chose que les muscles dorsaux de ces poissons imprégnés de la graisse du tissu cellulaire liquéfiée par la chaleur du soleil (mars, avril, mai).

« Les médecins russes, et ceci me semble mériter d'être connu du monde médical, ont l'habitude de prescrire, comme base du régime hygiénique, aux personnes atteintes de catarrhes chroniques, de commencement de tuberculisation des poumons, de manger chaque jour à jeun ou des laitances de harengs, ou des harengs entiers macérés dans du lait, ou le caviar ou encore le Balyk gras. Ce régime maintient l'appétit, calme la toux sèche et procure aux malades un soulagement très-réel. »

C'est à la présence de la triméthylamine que J. de Kaleniczenko rapporte l'action bienfaisante de l'huile de foie de morue dans les divers cas où on l'emploie et où il l'a employée, tels que scrofules, phthisie, rachitisme, leucorrhée, anémie, ulcères, affections de la peau, etc. Et il rattache l'exanthème qui se développe quelquefois chez les malades qui prennent de l'huile de foie de morue à l'excrétion par la peau, de la triméthylamine.

.J. de Kaleniczenko se trouve par là même autorisé à préférer l'extrait d'huile de foie de morue à l'huile de foie de morue elle-même, comme contenant plus de triméthylamine.

M. Gubler fait justement remarquer que la triméthylamine et les autres ammoniaques composées, propylamine, méthylamine, n'agissent qu'en qualité de stimulants diffusibles, et il en conclut que l'extrait, vanté par J. de Kaleniczenko, ne saurait remplacer l'huile de foie de morue, qui du reste ne peut guérir, pour le dire en passant, qu'au moyen du « corps gras éminemment assimilable » (Gubler) qu'elle fournit à l'organisme.

N'oublions pas de noter la présence de la triméthylamine dans l'ERGOT DE SEIGLE où elle se trouve à l'état de formiate, suivant Woggers; remarque importante, car on sait que l'odeur caractéristique de la triméthylamine, qui se dégage quand on traite par la potasse une farine contenant du seigle ergoté, a été mise à profit par Wittstein pour reconnaître la présence de cette substance dans une farine suspecte.

On a dit aussi que le vin contient de la triméthylamine résultant de la putréfaction du ferment.

ACTION PHYSIOLOGIQUE DE LA TRIMÉTHYLAMINE

Lorsqu'on flaire un flacon renfermant une solution de triméthylamine, l'*odorat* est péniblement impressionné par une forte odeur de poisson pourri et d'ammoniaque. En même temps la muqueuse de Schneider, violemment irritée, est le siége d'une hypersécrétion notable de mucus. La *muqueuse conjonctive* témoigne aussi de son désagrément par un larmoiement prononcé.

Ces phénomènes d'irritation sécrétoire sont d'autant plus marqués, que le flacon est moins rempli, ce qui se conçoit facilement, puisque, ainsi que nous l'avons fait remarquer d'après M. Gubler, la triméthylamine se dédouble et donne lieu à une production d'ammoniaque, par une opération facile à saisir et que représente exactement la réaction suivante :

$$\text{Az} \begin{cases} CH^3 \\ CH^3 \\ CH^3 \end{cases} + 3\,(HOH) = \text{Az} \begin{cases} H \\ H \\ H \end{cases} + 3\,(CH^3,OH.)$$

Triméthy-   Eau.   Ammoniaque. Alcool méthy-
lamine.   lique.

Son contact avec la *peau*, recouverte de la couche épidermique, détermine une légère excitation. Le tégument externe rougit un peu. L'escharification pourrait arriver comme conséquence si, l'épiderme enlevé, le derme était immédiatement en rapport avec la solution. (Voy. plus bas, Expériences de M. Cadet de Gassicourt.)

Portée *sur la langue*, la triméthylamine provoque, à

petite dose, une légère excitation locale, un léger picotement qui amène, par action réflexe, une salivation abondante avec sensation de chaleur assez prononcée dans la bouche.

Ingérée *dans l'estomac*, elle produit, avec une légère cuisson épigastrique, le sentiment de la faim.

Des doses plus considérables et plus concentrées seraient suivies de la cautérisation des points touchés par la solution triméthylamique (Voyez Expériences de M. Cadet de Gassicourt). Quelques observateurs, MM. Martineau et Dujardin-Beaumetz, ont noté les vomissements quand la triméthylamine était employée à dose trop considérable (2 gr. à 2 gr. 50 dans une potion de 150 gr.)

Ce sont là, à n'en pas douter, les phénomènes produits par l'ammoniaque, à l'intensité près.

La ressemblance est complète jusqu'au bout. En effet, la triméthylamine, pénétrant par absorption dans le système circulatoire, le stimule un peu. On voit alors le pouls battre plus vite et plus fort, la température s'accroître. Plusieurs glandes sont le siége d'une hypercrinie en rapport sans doute avec la stimulation que produit en les traversant la triméthylamine; c'est ainsi que l'urine est plus abondamment sécrétée. Si la peau se recouvre de sueur, c'est probablement autant comme conséquence de la stimulation générale de l'économie que par suite de la stimulation locale qui résulte du passage du médicament à travers les glandes sudoripares.

Ainsi donc, phénomènes locaux et généraux entièrement semblables à ceux que produit l'ammoniaque, voilà le bilan de l'action de la triméthylamine.

Nous reviendrons bientôt sur ces phénomènes quand

nous interpréterons l'action physiologique du médicament.

Mais nous tenons à relater auparavant les deux expériences dont nous devons communication à l'obligeante bienveillance de M. Cadet de Gassicourt :

PROPYLAMINE.

Expériences faites sur deux lapins par M. Cadet de Gassicourt et M. Hirne.
27 février. 0 gr. 75 de propylamine. 19.58 d'urée en 24 heures.

Nous avons pris deux lapins de bonne apparence et vigoureux.

I. A l'un, dont le poids était, au début de l'expérience, de 1,548 grammes.

Nous avons, le 17 février 1873, ingéré dans l'estomac, au moyen d'une sonde, 0 gr. 50 de propylamine, dans environ 40 gr. d'eau.

Le lapin, dans la journée, ne paraît aucunement être incommodé de l'injection ; on constate seulement une augmentation très-grande de l'appétit. On dut augmenter de plus d'un tiers la quantité habituelle de la nourriture.

Le 18. On ingère 1 gr. de la substance dans la même quantité d'eau.

On ne note aucun phénomène particulier, même appétit.

Le 19. 2 gr. de propylamine.

Le lapin paraît un peu triste ; l'appétit a beaucoup diminué ; il résiste moins vigoureusement quand on cherche à s'emparer de lui.

Le 20. 3 gr.

Les symptômes s'accentuent davantage ; il mange peu, maigrit très-rapidement.

Le 21. Il est pesé et son poids n'est plus trouvé que de 1,300 gr.

On veut lui ingérer 5 gr. de propylamine, mais l'estomac ne se laisse plus distendre par l'injection qui remonte dans l'œsophage, le larynx, et le lapin meurt rapidement.

II. Le deuxième lapin, plus vigoureux, pesait 2,365 gr.

16 février. On lui ingère 0 gr. 50 de propylamine dans une même quantité d'eau.

Les mêmes phénomènes ont été remarqués : augmentation de l'appétit notable, légère excitation.

Le 17. 1 gr. de propylamine.

Le 19. Une partie de l'injection étant remontée aussi dans le larynx, il y a menace de suffocation, mais rapidement il revient à lui.

Le 20. Cependant il n'est plus vif, a perdu l'appétit, commence à maigrir.

Le 21. Son poids n'est plus que de 2,070, et lorsqu'on veut lui ingérer une nouvelle dose, il est pris des mêmes accidents que l'autre.

A l'autopsie, on trouve, chez l'un comme chez l'autre :

1o Les lésions de la suffocation, ecchymoses sous-pleurales, etc.;

2o Mais surtout les lésions d'une gastro-entérite considérable.

Injection vive de toute la muqueuse de l'intestin grêle.

L'estomac est rétracté, revenu sur lui-même; il est impossible d'essayer de le distendre sans le rompre. Des ulcératious profondes, dont le fond est noirâtre, dont le diamètre varie de 1 à 4 cent., tapissent toute la paroi interne de l'estomac ; la partie de l'organe qui n'est pas envahie par des ulcérations est d'un rouge violacé très-foncé.

Nous avons employé la propylamine des hôpitaux, c'est-à-dire un mélange d'eau, de triméthylamine et d'ammoniaque ; cependant l'odeur ammoniacale était peu prononcée.

Nous allons maintenant passer en revue les assertions contenues dans le mémoire de M. Dujardin-Beaumetz et eu faire l'examen.

M. Guilbert de Bruxelles (1865) affirme avoir vu le pouls tomber de 66 à 59 et même à 54 en augmentant la dose. Namias de Venise dit que cette action de la triméthylamine est supérieure à celle de la digitale et de la digitaline. M. Dujardin-Beaumetz confirme ces résultats, se fondant d'une part sur un cas de rhumatisme guéri dans le service de M. Cadet de Gassicourt, et d'autre part sur des expériences faites sur lui-même.

Et d'abord, notons que M. Gubler a observé une stimulation circulatoire, au contraire du résultat indiqué ci-dessus.

Pour ce qui est du cas de M. Cadet de Gassicourt, il s'agit d'un malade dont les jointures étaient douloureuses depuis 4 jours. Le rhumatisme était très-aigu,

généralisé. Ce n'est que trois jours après l'administration de la triméthylamine que le pouls est compté,
c'est-à-dire au bout du septième jour de l'attaque.
M. Dujardin-Beaumetz nous paraît trop peu exigeant;
un cas semblable ne pourra jamais convaincre un
observateur rigoureux. Quant à nous, nous croyons
que le fait ne prouve absolument rien en faveur de la
triméthylamine, et que cette chute du pouls redevenu
normal le 30 seulement au bout de 11 jours de maladie,
tient à ce que le malade est entré rapidement en convalescence.

Enfin, M. Dujardin-Beaumetz nous annonce qu'il a
fait des expériences sur lui-même; nous lui laissons la
parole :

« Nous prenons à jeun, à 5 heures, 50 centigrammes
de chlorhydrate de triméthylamine dissous dans de
l'eau. Notre pouls était à 78 et notre température axillaire à + 37°4; à 6 heures le pouls est à 76, la température à + 37°2; à six heures et demie, le pouls est à 74;
la température à + 37°; à 7 heures, le pouls à 72, la
température à + 36°8; à 9 heures et demie, le pouls
marquait de nouveau 78.

« Sur une autre personne en parfait état de santé,
nous donnons 75 centigrammes de chlorhydrate de triméthylamine. Le pouls était alors à 88, et la température axillaire était de + 36°8. Puis le pouls s'abaisse
à 82, la température à + 36°.

« Non-seulement il n'y a pas diminution dans le
nombre des pulsations, il y a encore une modification
dans la force du pouls. Les tracés pris sur nous-même,
après l'administration de 1 gramme de propylamine,
montrent d'une façon fort nette cette action. » (*Gazette*

hebdomadaire de médcine et de chirurgie du 18 avril 1873, page 257.)

Pour qui a vu ces tracés, c'est que ce n'est pas du tout aussi net.

Il faut vraiment être abusé par un enthousiasme trop ardent, pour tirer de semblables expériences les mêmes conséquences que M. Dujardin-Beaumetz. Non, la certitude ne nous paraît point en ressortir aussi claire-ment. Et M. Dujardin-Beaumetz qui ne nous dit pas comment il s'est mis à l'abri de toutes les causes d'er-reurs (condition indispensable pour la validité d'une expérience) nous paraît s'être trompé sur leur interpré-tation. En vérité c'est charmant, son pouls toutes les demi-heures donne deux pulsations en moins, et au bout d'une heure et demie, il y a une diminution de 6 pulsa-tions. M. Dujardin-Beaumetz, si prompt à conclure d'observations insuffisantes, l'existence d'une action phy-siologique de la part de l'agent qu'il étudie, semble ne pas s'apercevoir que, dans les observations qu'il cite comme prouvant l'efficacité de la triméthylamine pour calmer la circulation, on voit du jour au lendemain des différences de 10 et même 28 pulsations en plus pendant que le malade est sous l'influence de la triméthylamine. (Voyez observations publiées dans la *Gazette médicale* et surtout la IXe).

Nous sommes de plus en plus étonné. Déduire l'action physiologique d'un médicament d'expériences aussi peu concluantes ! Mais M. Dujardin-Beaumetz a-t-il donc oublié qu'à l'état normal le pouls offre des variations considérables, et qu'une différence de 6 pulsations se rencontre physiologiquement sous les influences les plus légères ? On sait que le pouls bat moins vite dans

la position horizontale que dans la position assise, dans
la position assise que dans la station verticale ; que les
battements du cœur sont plus nombreux pendant la
digestion (10 à 12 pulsations de différence), etc.

« Ainsi donc, dit M. Dujardin-Beaumetz, il nous
paraît *bien démontré* que la triméthylamine rentre dans
le groupe des médicaments anti-fébriles et qu'elle diminue le nombre des pulsations, l'intensité du pouls et la
température. »

Nouvelle erreur à constater. C'est un fait bien connu
que l'intensité du pouls est en rapport inverse avec le
nombre des révolutions cardiaques. Voilà que M. Dujardin-Beaumetz nous apprend le contraire. Il le déduit
encore des mêmes expériences. Nous ferons seulement
remarquer que la digitale, qui diminue le nombre des
battements du cœur, augmente la tension vasculaire.
M. Dujardin-Beaumetz ne nous contestera pas ce résultat.

M. Dujardin-Beaumetz ajoute : « De plus la triméthylamine diminue le chiffre de l'urée dans les urines.»
Ce résultat est-il possible ? L'acide urique peut-il, sans
être arrivé au dernier terme de l'oxydation, c'est-à-dire
sans avoir été converti en urée, être éliminé sous forme
d'urate d'ammoniaque, et expliquer ainsi l'abaissement
du chiffre de l'urée. On comprend à la rigueur cette
action, l'urate d'ammoniaque étant plus facile à éli-
miner que ne l'est l'acide urique en nature.

Mais ces résultats, en admettant qu'ils soient possi-
bles, résultent-ils des recherches que M. Dujardin-Beaumetz nous cite ?

«Sur un homme bien portant, dit-il, les analyses faites
à époques variables et souvent rapprochées ont montré

Cottard.   3

que la moyenne de l'urée sécrétée en vingt-quatre heures
était de 24 gr. 37 ; sans rien changer à son genre de
vie, on a administré de la propylamine et voici les chiffres que l'on a obtenus :

```
1er mars. avec 0,75 centigr. on a eu  19.08 gr. d'urée.
 2    —        id.        —         28.22      —
 3    —        id.        —         14.64      —
 4    —        id.        —         29.15      —
 5    —        id.        —         30.47      —
 6    —        id.        —         17.29      —
 7    —        id.        —         21.10      —
 8    —        id.        —         17 20      —
 9    —        id.        —         29.25      —
10    —     1 gr. 50      —         14.84      —
11    —        id.        —         20.28      —
12    —        id.        —         29.20      —
13    —        id.        —         25.00      —
                                   ________
          Total des 13 analyses....  324.30
    En moyenne, par 24 heures, 239 gr. 16 d'urée.
```

M. Dujardin-Beaumetz prend la moyenne qui est de
23 gr. 16 et ajoute : « Comme on le voit, la moyenne
s'est abaissée de 24 gr. 37 à 23 gr. 16 ; mais la lecture
de ces analyses montre encore ce fait important, que la
diminution est surtout marquée au début de l'administration du médicament, ou quand on élève brusquement la dose. Ainsi, le premier jour de l'expérimentation, le chiffre de l'urée secrétée en vingt-quatre heures
s'abaisse à 19 gr. 58, puis peu à peu *l'économie paraît
s'habituer au médicament* et le chiffre de l'urée s'élève
jusqu'à 29 gr. 25 ; on porte alors la dose de 0 gr. 75 à
1 gr. 50 et immédiatement le chiffre de l'urée tombe à
14 gr. 84 pour s'élever de nouveau les jours suivants. »

De pareilles interprétations n'ont pas besoin de commentaires, tant l'erreur dont elles sont l'expression est
palpable.

Les moyennes prises par M. Dujardin-Beaumetz ne signifient absolument rien, et nous sommes persuadé que, si les expériences avaient été continuées pendant un nombre de jours égal à celui des deux premières périodes, on aurait trouvé une autre moyenne.

Mais ce n'est pas tout, et M. Dujardin-Beaumetz nous donne trop beau jeu pour le réfuter. Il annonce victorieusement que le 9 février le malade rend 29 gr. 25 d'urée et que le lendemain la dose de triméthylamine ayant été portée à 1 gr. 50, la quantité d'urée n'est plus que de 14 gr. 84. Nous ne contestons pas ce fait à M. Dujardin-Beaumetz ; mais nous sommes en droit de lui demander pourquoi il ne nous fait point remarquer que le malade qui, le 27 février, avait rendu 19 gr. 58 d'urée, sans avoir encore pris de triméthylamine en rend 28 gr. 08 le surlendemain, après avoir pris 0 gr. 75 de triméthylamine, trois jours après 28 gr. 23 et le 5 mars 30 gr., malgré la continuation du médicament à la même dose.

L'étude du tableau nous offre en outre des variations que M. Dujardin-Beaumetz semble n'avoir pas remarquées ; car elles montrent que la triméthylamine n'a eu aucune influence sur la production de l'urée, puisque nous voyons successivement les chiffres de 19 gr., 28 gr., 14 gr., 29 gr., 30 gr., 17 gr., 21 gr., 17 gr., 29 gr.

Si la triméthylamine abaissait réellement le chiffre de l'urée, les résultats présenteraient au moins comme caractère une constance que nous ne rencontrons point ici. En outre, l'examen plus attentif du tableau nous montre que l'abaissement de 29 gr. à 14 gr. le 10 mars, coïncide tout simplement avec l'administration de la triméthylamine à dose élevée, puisque le lendemain le chiffre est de 20 gr. et de 29 le surlendemain malgré la continuation de cette dose élevée. Nous sommes persuadé que, si le 3 mars, M. Dujardin-Beaumetz avait par hasard augmenté la dose de la triméthylamine donnée à son malade, il aurait attribué l'abaissement de 28 gr. 22 à 14 gr. 64 du chiffre de l'urée à l'influence du médicament.

Nous sommes convaincu qu'il est impossible d'interpréter autrement ce tableau. M. Dujardin-Beaumetz, en lui donnant une signification tout autre, nous semble être tombé dans une erreur qui de sa part ne nous a pas peu surpris.

La *Diarrhée*, que M. Dujardin-Beaumetz et d'autres observateurs ont notée, quand la dose de triméthylamine, était assez élevée (2 gr. à 2 gr. 50), doit être attribuée, d'une part, à une hypercrinie intestinale provenant de la stimulation locale de la muqueuse causée par le contact de l'agent médicamenteux, d'autre part à l'exagération des mouvements peristaltiques de l'intestin se produisant par action reflexe, conséquence de l'impression locale du médicament.

Les *vomissements*, dont M. Dujardin-Beaumetz note l'arrivée accidentelle sans en soupçonner ni même en rechercher la cause, se voient ici comme ils se verraient avec l'ammoniaque. Ils s'observent pour la même raison, et sont une conséquence nécessaire de l'action trop irritante du produit employé.

Nous ne dirons rien ici de l'appétit plus vif des malades, de l'augmentation de la diurèse; nous en parlerons brièvement plus loin.

MARCHE ET DURÉE DU RHUMATISME
AIGU ET CHRONIQUE.

Il est de toute nécessité que nous accordions ici quelques lignes à la marche et à la durée du rhumatisme. Les observations que nous avons à développer nous serviront de base dans l'interprétation de l'action thérapeutique de la triméthylamine.

L'arthrite rhumatismale, on le sait, traverse, dans le cours de son évolution complète, trois grandes périodes : 1° la période de développement ou d'*augment ;* 2° la période d'*état ;* 3° la période de *déclin.* Or, d'une part, la maladie ne parcourt pas fatalement ces trois périodes, et d'autre part ces trois périodes diffèrent tellement suivant les cas, que la marche et la durée du rhumatisme subissent les variations les plus considérables.

La marche du rhumatisme, essentiellement continue, suivant M. Bouillaud, est cependant ordinairement interrompue par des *paroxysmes* et des *rémissions* plus ou moins marqués qui peuvent induire en erreur, si l'on n'a pas soin de prendre pour critérium le degré thermique ; car quel que soit l'apaisement des autres symptômes, la guérison n'est atteinte que lorsque la température est normale, aussi bien le soir que le matin. Cette remarque, due à Chomel, trouvera plus tard son application.

La durée du rhumatisme sera donc essentiellement

dépendante de ces paroxysmes et rémissions, des rechutes et des récidives qui auront lieu.

Quoi de plus fréquent que les rechutes ! Et comme elles se montrent avec facilité après la moindre imprudence ; qu'un rhumatisant à peine guéri de son attaque s'expose au froid, et la rechute est presque inévitable. Ordinairement plus courte et moins vive que la première attaque, on l'a vue souvent dépasser celle-ci en violence et en durée. La rechute n'a pas seulement lieu sous la forme aiguë, elle peut aussi revêtir la forme chronique ; la fièvre est absente, mais les douleurs reparaissent avec plus d'acuité. Ces rechutes expliquent suffisamment la longue durée du rhumatisme.

Les *récidives* sont presque fatales, mais il existe entre leur apparition des intervalles tellement variables qu'on ne saurait assigner à leur retour une date certaine.

La durée de l'attaque rhumatismale subira, d'après ce que nous venons de dire, les oscillations les plus étendues. Aussi les chiffres donnés par les auteurs sont-ils souvent très-différents. D'après Pinel, le rhumatisme a une durée de sept à soixante jours ; Roche lui assigne quarante jours. Chomel qui admettait une durée indéfinie pour les rhumatismes chroniques, a renfermé celle du rhumatisme aigu entre les limites de 1 à 2, 3 septénaires au plus. Cette appréciation a été acceptée par M. Bouillaud ; mais les deux derniers observateurs affirment que cette rapide terminaison est due au traitement auquel ils ont soumis leur malade.

Y a-t-il ou n'y a-t-il pas une diathèse rhumatismale ? Le rhumatisme demande-t-il nécessairement l'action d'une cause déterminante, telle que le froid, la fatigue, etc. ?

Nous savons que les avis sont partagés.

Nous rangeant à l'avis de M. Gubler, nous admettrons une diathèse rhumatismale dont la manifestation nécessite cependant l'action d'une cause déterminante, froid, etc.

Quant à l'ordre de succession dans les jointures prises, on peut le traduire dans les formules suivantes (Gubler):

1° Les épaules et plus généralement les articulations du membre supérieur sont toujours les dernières jointures prises, parce qu'elles sont ordinairement les moins fatiguées, mais elles sont aussi les dernières guéries, parce qu'elles sont plus exposées au froid lorsque l'individu est couché.

2° Les jointures des membres inférieurs sont les premières envahies, parce qu'elles sont plus spécialement exposées à la fatigue ; mais en raison de la garantie qu'elles trouvent dans les couvertures, elles sont les premières débarrassées.

OBSERVATIONS.

Nous ne reproduirons pas ici les observations publiées par M. Dujardin-Beaumetz, dans la *Gazette hebdomadaire de médecine et de chirurgie*, où on les trouvera dans tous leurs détails.

Nous nous contenterons seulement de les résumer brièvement et de les faire suivre de quelques commentaires.

Nous y joindrons quelques observations qui nous ont été données par MM. Isambert, Gombaux, Desnos, etc.; après examen de toutes ces pièces, nous dirons dans nos conclusions ce que nous pensons de la valeur de la triméthylamine dans le traitement du rhumatisme.

Nous n'analyserons point les sept observations contenues dans le premier mémoire de M. Dujardin-Beaumetz; elles sont toutes trop incomplètement rédigées pour qu'il nous soit possible de les discuter.

Le deuxième mémoire en contient du reste quinze, prises jour par jour et avec des indications plus précises. Nous les résumerons brièvement, en renvoyant le lecteur aux n°ˢ 13, 15 et 16 de la *Gazette hebdomadaire de médecine et de chirurgie*. Au reste, la manière dont M. Dujardin-Beaumetz interprète les résultats obtenus et en tire des conséquences ne variant pas, il suffirait de l'examen de quelques observations pour savoir à quoi s'en tenir sur la valeur des autres.

Observation I.

(Hôtel-Dieu. — M. Martineau.)

Un malade s'alite le 13 janvier 1873 pour des douleurs rhumatismales (seconde attaque dont le début nous semble remonter au 10 ou, au plus tard, au 11, l'époque n'étant pas précisée dans l'observation). La guérison n'est complète que le 20, c'est-à-dire au bout de dix jours. La triméthylamine n'est administrée que le 15, c'est-à-dire au moment où la fluxion rhumatismale cesse d'elle-même. Les phénomènes généraux n'ont jamais été ici bien intenses; la température n'a, en effet, jamais dépassé 37°8, au moment où le médicament est offert au malade.

Il n'y a rien d'étonnant, en effet, que cette attaque n'ait duré que dix jours, la première qui était plus intense n'en ayant duré que dix-sept. Quant à l'augmentation de l'appétit que fait remarquer M. Dujardin-Beaumetz, nous dirons plus tard à quelle cause se rattache ce phénomène insignifiant.

Observation II.

(M. Martineau. — Hôtel-Dieu.)

La nommée Mai, le 21 décembre 1872, est atteinte d'une première attaque de rhumatisme. La malade n'entre à l'Hôtel-Dieu que le 10 janvier. Le 22 seulement, elle est guérie d'un rhumatisme qui a duré vingt-trois jours en tout.

M. Dujardin-Beaumetz met cette guérison à l'actif de la triméthylamine, ne tenant compte ni de la durée antérieure du rhumatisme, ni du repos que la malade a pu goûter depuis son entrée (et l'on sait que ce repos a une influence incontestable sur l'intensité et la durée de la douleur); nous manquons des éléments les plus importants de la question, c'est-à-dire du pouls et de la température jour par jour, pour pouvoir discuter dans leurs détails chacune de ces deux observations.

Observation III.

(M. Martineau, Hôtel-Dieu.) — Rhumatisme articulaire aigu, ayant débuté le 3 janvier.

Entrée le 18 janvier, jour où la triméthylamine est donnée. Elle est supprimée le 23. Le lendemain de son administration, la triméthylamine a, au dire de M. Dujardin-Beaumetz, complètement guéri la malade.

Nous croyons que le repos y a été aussi pour quelque chose. Mais nous ferons remarquer que le 18 la douleur a disparu, le gonflement persistant, ce qui pour nous veut dire que l'attaque rhumatismale était arrivée à cette période critique où la sécrétion de la synoviale allait remplacer la douleur.

Observation IV.

Les observations faites au sujet de l'observation n° 3 sont ici et de tout point applicables.

Observation V.

Nous l'avons rapportée dans notre thèse sous le n° 1.

Observation VI.

(Service de M. Brouardel, hôpital Beaujon.)

Malade entré le 30 décembre 1872. Rhumatisme articulaire subaigu; membres inférieurs sont pris.

On note le 4 janvier apyrexie complète; mais le 31 décembre, au plus fort de son mal, le rhumatisant n'avait que 37° 6, c'est-à-dire la température normale, et la triméthylamine n'avait pas été administrée.

. M. Dujardin-Beaumetz fait observer que la triméthylamine a fait disparaître complètement l'épanchement articulaire. Quel précieux médicament que cette triméthylamine ! Non-seulement elle calme la fièvre et la douleur, mais encore elle diminue presque intantanément les hydarthroses. Elle laisse bien loin derrière elle l'opium qui, s'il diminue la douleur, a l'inconvénient d'endormir et la digitale qui a ses dangers aussi.

OBSERVATION VII.

Rhumatisme blennorrhagique datant de dix jours. — Guérison en treize jours. — (Beaujon, service de M. Brouardel.)

R. Sosthène, 20 ans, entré le 27 janvier 1873.

Blennorrhagie fin décembre 1872.

15 janvier 1873. Gonflement du pied droit.

Le 16. Douleurs aux genoux.

Le 17. Phénomènes augmentent.

Le 28, le lendemain de l'entrée, le malade offre : Pouls 80, T. ax. 37° 6. On lui donne 0 gr. 50 de triméthylamine.

Le 29. T. 37° 4. P. 75. Triméthylamine 1 gr.

Le 30. P. 80.

Le médicament est continué jusqu'au 7 février, où on note la continuation de l'amélioration dans les jointures.

Nous ne voyons pas dans ce cas autre chose qu'un rhumatisme qui guérit spontanément après une durée de vingt-trois jours (du 15 janvier au 7 février). Il n'y a donc là rien de bien étonnant.

La température était de 37°,6, c'est-à-dire la température normale.

Le malade entrant à l'hôpital a pu prendre un repos qui antérieurement ne lui avait pas été permis. Cette circonstance nous paraît suffire à expliquer l'apaisement des douleurs, et une amélioration progressive qui doit se terminer nécessairement par la guérison.

Observation VIII.
(Saint-Antoine, service de M. Gombaux.)

13 janvier. Entre un jeune homme pour une neuvième attaque de rhumatisme articulaire aigu, datant du 9 janvier. M. Dujardin-Beaumetz dit.

« Cette huitième observation est fort importante : il s'agit d'un rhumatisme articulaire aigu généralisé des plus intenses, compliqué de péricardite, et où nous voyons la triméthylamine produire un soulagement le soir même de la journée où cette médication a été commencée.

« Sous l'influence de cette médication, les poussées rhumatismales ne sont pas brusquement arrêtées dans leur marche, mais elles diminuent d'intensité et s'éteignent peu à peu, le pouls et la température baissent graduellement, et la guérison est complète après dix-neuf jours de traitement. »

Or nous ferons remarquer que, avant l'administration de la triméthylamine le 14, on notait pouls 104, T. ax. $38_0 8$.

Le soir, après l'administration de la triméthylamime on a : pouls 104, T. ax. $39^o 3$.

Le 15. Même état, puis diminution graduelle des phénomènes inflammatoires.

Il suffit de lire l'observation pour être convaincu que le rhumatisme a traversé ses phases habituelles, sans rechute il est vrai, mais n'ayant reçu de la triméthylamine aucune influence. Il dure dix-neuf jours, terme moyen de la durée de l'attaque rhumatismale pour quelques auteurs. Et M. Dujardin-Beaumetz le met au nombre des cas favorables à la triméthylamine ! Nous cherchons en vain l'apaisement du pouls et cette chute de la température, nous ne les y voyons pas. Il y a plus, le soir même du jour où on a noté la sédation de la douleur, nous voyons le pouls rester à 104, la température s'élever au lieu de tomber.

Le 17. La température dépasse encore 39°.

Et ce sont là les effets prodigieux de la triméthylamine ? Nous sommes moins vite enthousiasmé.

Observation IX.

La nommée Brunaud (Célina), 28 ans, couturière, entre le 13 janvier, chez M. Gombaux, Saint-Antoine.

Elle était malade depuis huit jours, et avait déjà eu une attaque de rhumatisme.

Le soir de son entrée, ses articulations sont toutes envahies; son pouls ne dépasse pas 80. Sa température et de 37o,8. On lui donne 50 centig. de triméthylamine.

Le lendemain, la température n'a pas changé, le pouls est à 108, le matin, à 104 le soir.

Le 16. Le pouls revient à 96, la température à 37o,4. Le délire se montre le soir.

Le 17. Le délire continue le pouls monte à 117, la température monte à 37° 6.

Le 18. Le délire a cessé et les articulations sont moins douloureuses.

Les 19, 20, 21 et 22, et jours suivants. Le mieux continue et la maladie marche vers la guérison.

Le 27. La malade sort complètement guérie.

Tout médecin non prévenu que la triméthylamine a été administrée, et lisant cette observation, en conclurait que le rhumatisme est aigu et généralisé, qu'il se complique d'un délire qui disparaît bientôt, ce qui montre qu'il est de nature sympathique et qu'on n'a pas affaire ici à la forme cérébrale du rhumatisme. Si on annonçait à ce médecin que la triméthylamine a été administrée le 14, que tous les accidents ont augmenté; que le 16, il est survenu du délire, et que les accidents n'ont complètement cessé que le 22, il en déduirait assurément que le médicament n'a aucune influence sur la marche du rhumatisme. Voici ce que dit M. Beaumetz :

« Ici encore il s'agit d'un rhumatisme des plus violents et des plus graves, puisqu'il est compliqué de délire. La guérison n'en est pas moins complète en dix jours, *malgré cette complication.*

« Notons que l'appétit est aussi remarquablement augmenté sous l'influence du traitement. Remarquons aussi que malgré la disparition des douleurs, l'insomnie a persisté. »

Est-ce là une interprétation sérieuse? Nous ne le croyons point. M. Dujardin-Beaumetz remarque tout en effet, excepté ce qu'il faut surtout observer.

Nous avons constaté ailleurs que M. Beaumetz se basait sur une *diminution de six pulsations* pour ranger la triméthylamine dans le groupe des médicaments antifébriles et pour affirmer qu'elle diminue toujours le nombre des pulsations. Si six pulsations sont pour l'observateur dont je parle, une différence digne d'être notée, il nous semble qu'un écart de 28 pulsations aurait dû éveiller sa vigilante attention. Et cependant M. Beaumetz n'en dit mot. Nous lui demandons maintenant respectueusement ce qu'il en pense.

Observation X.

Rhumatisme articulaire aigu datant de cinq jours. — Triméthylamine pendant quatre jours. — Suppression du traitement faute de médicament. — Rechute. — (Charité, service de M. Bouchard.)

L. Godard, 24 ans, demoiselle de magasin, entre le 27 janvier.

Le 24. Après avoir couché dans une pièce froide et humide, les douleurs se montrent.

Le 28. Pouls 84, t. 38°,8.

Le 29.   —   — 38°,6.

30 fév.   —   —38°,5.

Le 2.   —   Pas de fièvre.

Le 3.   —   t. 37°,4.

Le 4. On cesse la triméthylamine, faute de médicament.

Le 5. Nuit mauvaise, douleurs se montrent aux poignets, à droite comme à gauche, au coude ; pouls 94 ; t. 38°,6.

Le 6. Augmentation des douleurs, pouls 94, t. 38,6.

Le 7. Un peu de mieux. T. 38,4.

Les accidents décroissent peu à peu à partir de ce jour, même assez lentement, dit l'observateur, pour qu'on ait trouvé, le 23 février seulement, les chiffres normaux.

Nous ne constestons pas la guérison du rhumatisme, qui, débutant le 24, n'a duré que jusqu'au 30, c'est-à-dire six jours ; mais nous ne sommes pas convaincu que la triméthylamine ait ici donné de si remarquables résultats ; l'examen de la température nous l'indique assez nettement.

Il y a eu une rechute trois jours après la disparition complète des phénomènes fébriles, mais rien ne nous prouve que cette rechute reconnaisse pour cause la suppression du médicament ; car nous voyons au bout de deux jours les accidents diminuer d'intensité, c'est-à-dire que le rhumatisme cesse tout seul, et que les accidents fébriles disparaissent plus vite qu'ils ne l'avaient fait à la première attaque.

Or, l'observation nous apprend qu'à partir du 7, les accidents aigus ont décru lentement, et que, seulement le 23 février, les chiffres sont redevenus normaux. Mais le 7 la température n'était que de 38°,4, et elle a mis quinze jours à revenir à un taux normal. La différence entre la température normale et celle de la rhumatisante, 38°,4, nous semble bien faible pour qu'il ait été possible de constater tous les jours, comme le dit l'observation, son décroissement progressif.

OBSERVATION XI.

Rhumatisme articulaire aigu datant de cinq jours. — Triméthylamine. — Guérison en sept jours. — (Maison Dubois, service de M. Féréol.)

G. Aubi.... 19 ans, lymphatique ; pas d'antécédants de rhumatisme.

A la suite d'un refroidissement, le 3 février, a eu un frisson, suivi de chaleur et de sueur.

Entré le 7 février.

Le 8. Douleurs limitées aux pieds. Pouls 88, T. 39,4.

Le 10. T. 38,9 et pouls 76.

Le 11. T. 39, et pouls 38. On donne 75 centig. de quin.

Le 12. T. 39,8 et pouls 84.

Les 13, 14, 15 et 16, les phénomènes fébriles diminuent un peu.

Le 17. La température rect. est de 38. 4, le matin. On donne 1 g. 25 de triméthylamine et le soir le pouls est à 80 et la température rect. 39.

Puis les phénomènes inflammatoires diminuent, et le 19, le malade se lève.

Après avoir cité cette observation, M. Beaumetz ajoute : « Cette observation de M. Féréol est un *cas type* analogue à ceux que nous avons déjà publiés dans l'*Union médicale* et où la guérison se produit en sept jours de traitement. L'appétit est aussi augmenté sous l'influence du traitement, qui a amené également une légère diarrhée. »

L'expression de *cas type* est parfaitement de notre goût, en ce sens que, plus qu'aucune autre observation, celle-ci nous montre l'impuissance de la triméthylamine à calmer les douleurs, à faire cesser la fièvre, puis que la température et le pouls s'accroissent le jour même de son administration. (Voir ce qui s'est passé le 17 février, où le malade a pris 1 gr. 25 de triméthylamine, et où l'observateur constatait *la persistance de la douleur dans les genoux et son retour dans les articulations tibio-tarsiennes.*)

OBSERVATION XII.

Rhumatisme articulaire aigu généralisé datant de trois jours. — Triméthylamine. — Guérison en six jours. — (Maison de Santé, service de M. Féréol.)

Louis P..., 25 ans, employé de commerce, ayant eu antérieurement une attaque de rhumatisme, entre le 12 février 1873 pour des douleurs datant du 9 courant et siégeant surtout aux pieds, genoux et épaules.

12 février. T. ax. 38,4. Pouls 112. On donne 75 cent. de triméthylamine. Le soir. Pouls 112. T. 38,9.

Le 13, matin, pouls 92. T. 38,1 ; soir, pouls 112. T. 39,5.

Le 14, P. matin 108. T. 38,8. P. soir 112. T. 38,9.

Le 15. P. matin 108. T. 38. P. soir 112. T. 38,5.

A partir du 16, amélioration et guérison complète le 18.

Durée totale du rhumatisme, neuf jours.

M. Dujardin-Beaumetz fait suivre cette observation d'une citation de M. Féréol :

« Pour nous, la triméthylamine est un médicament excellent dans le rhumatisme articulaire aigu et fébrile, et d'autant meilleur que la maladie est plus aiguë. Il agit à la fois sur l'élément douleur et l'élément fièvre, qu'il fait disparaître tous deux en même temps, etc. »

Mais l'observateur constate le 13 que la douleur et les autres signes locaux *ont augmenté*, et la triméthylamine avait été administrée la veille à 0,75 centigrammes. Quant à l'élément fébrile, nous le voyons persister et disparaître comme bon lui semble, sans qu'il soit non plus calmé. Est-ce là ce que M. Dujardin-Beaumetz appelle la sidération de la douleur ?

Nous ferons remarquer ici que toutes les observations citées par M. Dujardin-Beaumetz comme amenant la chute du pouls et de la température démontrent au contraire que l'excitation cardiaque et calorifique sont des phénomènes constants après l'administration de la triméthylamine.

OBSERVATION XIII.

Rhumatisme articulaire subaigu, datant de six jours. — Triméthylamine. — Guérison en six jours. — (Maison Dubois, service de M. Féréol.)

J.-B. Schl..., 17 ans, fort, sans antécédents rhumatismaux, employé de commerce.

Cottard.   4

19 janvier 1873, douleurs dans la main et l'épaule gauche, puis dans les genoux et les articulations tibio-tarsiennes.

Le 25. P. m. 80. t. r. m. 39. après 58 centigr. quin. p. s. 84. t. r. s. 39,8.

Le 26. P. m. 72. T. r. m. 38,6. P. s. 72. T. r. s. 39o4.

Le 27. P. 64. T. r. 38o4.

Les 28, 29 et 30. Tout rentre dans l'ordre.

Le rhumatisme a pu céder ici à la triméthylamine, mais rien ne nous le prouve. Cette conclusion de M. Dujardin-Beaumetz ne ressort pas clairement de l'examen attentif de l'observation.

Nous insistons sur ce fait que le rhumatisme est sub-aigu.

OBSERVATION XIV.

Rhumatisme articulaire aigu généralisé, datant de quinze jours. — Triméthylamine. — Guérison en quinze jours. — (Maison Dubois, service de M. Féréol.)

Ph. Ren..., 42 ans, de force moyenne, employé de commerce, n'ayant jamais eu de rhumatismes, est atteint à la suite de courses, où il a été exposé à la pluie, de douleurs dans les jointures, le 10 janvier 1873. Il entre le 24 janvier. La triméthylamine est administrée le 26. Le pouls le matin est à 100, la t. ax. à 38o6. Le soir, le pouls est à 96, la t. ax. à 39o8.

27 et 28 janvier. On note p. 104. T. 39.

Le 29. P. 92. T. ax. soir, 38o8.

Le 30. P. 84. T. ax. m. 37o8. Mais le soir on note : P. 112. T. ax. 39o2.

Le 2 février. Seulement, la température le soir est normale avec un pouls à 96.

Il est clair que le rhumatisme a suivi ici ses phases habituelles, sans être influencé par la triméthylamine. Nous nous demandons comment on peut voir dans ce cas la sédation du pouls que M. Dujardin-Beaumetz a remarquée dans cette expérience, ainsi que l'abaissement thermique, dont il proclame si haut la constance.

Ce qui, en effet, frappe ici les yeux, c'est l'élévation du pouls de 96 à 104, et celle de la température de + 38 à + 39, et la persistance de ces symptômes, malgré la continuation de la triméthylamine, administrée, chose importante à noter, à dose plus considérable (75 au lieu de 58 centigrammes), le jour où la température et le pouls s'élèvent (comparez les températures et les pouls du 26 et du 27).

Comment M. Beaumetz peut-il voir dans la triméthylamine un antifébrile, quand de pareils faits lui donnent un si éclatant démenti ; en vain y chercherait-il la diminution du nombre des pulsations et l'abaissement de la température. C'est, nous venons de le voir, tout le contraire qui existe.

Après avoir cité cette observation XIV, M. Dujardin-Beaumetz ajoute (nous copions textuellement) :

Résumé : Rhumatisme aigu, tendance à se généraliser. Traitement par la triméthylamine, de 50 centigr. à 1 gramme, le troisième jour à partir du quinzième jour de la maladie. Dès le sixième jour du traitement, chute de la température et du pouls, diminution considérable des douleurs ; manifestation du retour de l'appétit. Durée totale de la maladie, un mois ou vingt et un jours de fièvre.

Faisons ici remarquer un fait de la plus haute importance : M. Dujardin-Beaumetz note dans cette observation que la chute du pouls et de la température ne s'est montrée qu'au sixième jour. Dans d'autres cas, il note l'arrivée de ce phénomène plus tôt ou plus tard, ne tenant aucun compte de la durée antérieure du rhumatisme, qui lui expliquerait que ces différences sont dues à ce que si le traitement est ordonné plus près de la fin naturelle de l'attaque, il paraîtra avoir guéri plus vite que si le traitement est donné plus tôt au malade. C'est là le secret de ces divergences dont M. Dujardin-Beaumetz ne nous semble même pas avoir recherché la cause.

Voici maintenant les observations que nous avons pu recueillir dans différents hôpitaux. Nous nous flattons que leur netteté et la précision des indications qu'elles contiennent serviront puissamment la cause que nous voulons défendre.

OBSERVATION I.

(Hôtel-Dieu, service de M. Martineau.) — Rhumatisme articulaire aigu. — Huitième attaque. — Observation recueillie par M. Artus, externe de service.

Début le 12 janvier 1873. Propylamine le 14 janvier, donnée sans succès pendant quinze jours, quoique la dose ait atteint 2 gr. 75. Accidents gastriques, augmentation de la sécrétion urinaire.

Pluveau (Léopold), 24 ans, tailleur de pierres. Entré le 14 janvier 1872, salle Sainte-Madeleine; no 22. — Forte constitution.

Première attaque à l'âge de 17 ans, ayant duré dix mois, au dire du malade.

Les autres attaques sont survenues à un intervalle à peu près régulier, de huit à dix mois. Dans l'intervalle, santé parfaite.

La septième attaque est survenue en janvier 1872. Elle dura vingt-quatre jours. Elle fut traitée par l'application de teinture d'iode sur les articulations, du sulfate de quinine et des bains de vapeurs.

Huitième attaque a débuté le 12 janvier 1873. Le malade prit ce jour-là un bain de vapeurs. Dans la journée il s'exposa à l'humidité, et le soir, frisson, sueurs profuses, visqueuses, insommie, douleurs dans les membres inférieurs.

14 janvier. Sueurs d'une abondance extrême, fétides. Rhumatisme articulaire généralisé; tuméfaction et violentes douleurs, surtout au niveau des articulations des membres inférieurs. Cœur intact.

Traitement. Potion avec :

<pre>
Eau de gomme............ 80 gr.
Eau de menthe............ 20
Propylamine.............. 0   50
Sirop simple............. 30
</pre>

Le 15. Même état.

T. ax. matin 38° 1. T. ax. soir 39° 1.

Même traitement.

Le 16. Douleurs plus intenses, sueurs plus abondantes ; les deux mains sont atteintes. .

T. ax. matin 39° 4. T. ax. soir 39° 4.

Propylamine 0 gr. 75.

Le 17. Douleurs de plus en plus intenses. Malade complètement immobile, soif vive, sueurs très-abondantes, insomnie.

T. ax. matin 39₀ 4. T. ax. soir 39° 4.

Même traitement.

Le 18. Exaspération des douleurs, sueurs moins abondantes.

T. ax. matin 39₀ 2. T. ax. soir 39° 1.

Péricardite. On retire par des ventouses scarifiées 30 gr. de sang.

Propylamine 1 gr.

Le 20. Douleurs persistent avec la même intensité ; sueurs moins abondantes ; la nuit a été plus tranquille.

T. ax. matin 39₀ 4. T. ax. soir 39° 3.

Propylamine 1 gr. 75.

Le 21. Même état. Urines très-abondantes, 4 litres en vingt-quatre heures ; sueurs assez abondantes ; malade demande à manger.

T. ax. matin 39° 1. T. ax. soir 39° 4.

Propylamine 2 gr.

Le 22. Douleurs très-intenses dans les épaules, insomnie, sueurs profuses, soif intense, urines abondantes (4 litres) , peu sédimenteuses.

Péricardite très-intense. Pleurésie droite.

T. ax. matin 40°. T. ax. soir 39° 4.

Propylamine 2 gr.

Le 24. Même état.

T. ax. matin et soir 39°.

Propylamine 2 gr. 50.

Le 25. Douleurs articulaires moins intenses aux mains et aux genoux, dyspnée interne, sueurs presque nulles, urines moins abondantes.

T. ax. matin 39° 1. T. ax. soir 39°.

Propylamine 2 gr. 50.

Le 26. Insomnie et sueurs nulles, urines peu abondantes, riches en matières colorantes ; douleurs toujours vives dans l'épaule et le coude membres inférieurs libres.

T. ax. matin 39° 1. T. ax. soir 37° 4.

Propylamine 2 gr. 50.

Le 27. Mains seules sont douloureuses, urines peu abondantes, sueurs nulles. Péricardite persiste. *A la pleurésie droite s'ajoute une pleurésie gauche.* Nausées, éructations.

T. ax. matin 38°. Soir 39°.

Vésicat. à droite. Propylamine 2 gr. 75.

Le 28. Insommie, sueurs profuses, épaules de nouveau douloureuses et tuméfiées, de même pour le genou droit.

Même état pleural, le soir orthopnée intense ; 20 ventouses scarifiées à gauche.

T. ax. matin 39° 1. Soir 38° 2.

Propylamine 2 gr. 75.

Le 29. Dyspnée moindre, disparition de l'épanchement pleural droit, apparition du frottement pleural. Péricardite persiste. Douleur nulle.

Vésicatoire à gauche. Sulfate de quinine 0 gr. 50.

T. ax. matin 38°. Soir 37° 4.

Le 30. Même état local.

T. ax. matin 39° 1. Soir 38° 4.

Sulfate de quinine 1 gr.

Le 31. Dyspnée moins vive, nuit meilleure.

T. ax. matin 38° 1. Soir 38° 4.

1er février. Amendement de la pleurésie gauche

T. ax. matin 38° 2. Soir 38°.

A partir de ce moment, l'amendement s'arrête. — Maladie progresse.

M. D... B. avoue lui-même que, dans ce cas, la triméthylamine n'a produit aucune amélioration. Ici nous sommes d'accord ; toutefois nous croyons devoir ajouter ces quelques commentaires :

Le rhumatisme qui a débuté le 12 janvier 1873 et qui le 14 avait atteint toutes les jointures, loin de céder à l'administration du médicament, a suivi la marche ordinaire des rhumatismes aigus généralisés. Le médicament porté à la dose de 2 gr. par jour, n'a pas empêché le développement d'une pleurésie droite et d'une péricardite le 22 janvier. Bien plus, à la pleurésie droite venait se joindre, le 24, une pleurésie gauche. On a élevé la dose de la triméthylamine à 2 gr. 75, sans soulagement pour le malade qui n'a éprouvé que quelques nausées et quelques éructations.

Donc ici, pas de sédation, quant à la douleur. En outre, le thermomètre n'a jamais marqué moins de 39°.

Observation II.

(Hôpital Saint-Antoine, service de M. Isambert.) — Observation recueillie par M. Viard, externe du service. — Rhumatisme articulaire aigu. — Traitement par la propylamine.

Salle Saint-Augustin, lit n° 8. — Godin, Simon, 46 ans, teinturier en chapeaux, entré le 9 janvier 1873.

Lundi dernier 6 janvier 1873, en travaillant, a ressenti quelques douleurs au côté droit. Céphalalgie intense, pas de vomissements, pas de saignements de nez. N'a jamais eu de rhumatisme. Habituellement d'une bonne santé. Il y a quatre ans, a eu une pleurésie à gauche, pour laquelle on lui a fait la thoracentèse à la Pitié; on a retiré 2 ou 3 litres d'un liquide clair. Travaille dans l'humidité et couche dans un logement humide; n'a pas eu de sueurs ni de frissons. Tousse presque continuellement, est sujet à s'enrhumer les hivers. Constipation. Entré à l'hôpital le 9 janvier.

10 janvier. Etat actuel : céphalalgie violente, langue blanche et chargée, douleurs de reins et de jambes, constipation, ventre très-peu douloureux, normal ; tousse un peu, se plaint de maux d'estomac, d'oppression du côté de la poitrine ; à l'auscultation, rien de bien caractéristique; respiration un peu rude dans toute l'étendue du poumon gauche ; sonorité normale.

Les battements du cœur sont très-sourds et très-éloignés ; néanmoins le premier temps paraît un peu prolongé.

Douleur et léger gonflement du *genou gauche*, ainsi que de *la cheville du même côté*. Hydarthrose du genou gauche, accuse tous les points douloureux de la sciatique de ce côté.

Vésicatoire sur l'origine du nerf sciatique et sur le genou.

Purgation (eau de Sedlitz).

Le 11. La purgation a très-bien fait son effet ; langue toujours blanche, fièvre, douleur de la jambe gauche un peu diminuée ; le poignet gauche est légèrement douloureux, au dire du malade.

Le 12. Langue blanche, pâleur et grande faiblesse du malade ; le poignet gauche est très-douloureux et très-gonflé, pas de sueurs, un peu de toux, insomnie continuelle, pas d'appétit.

Ouate et laudanum autour de la main.

Traitement interne : Propylamine 0 gr. 50.

Le 13, matin. Pouls 84. T. ax. 38º 5.

Langue blanche, se plaint beaucoup de ne pas avoir de force, tousse un peu, pas d'appétit, constipation depuis qu'il a été purgé ; le poignet gauche est toujours très-douloureux ; épaule gauche douloureuse et gonflée. *Le poignet droit commence à devenir douloureux.* La jambe gauche va bien, plus de douleurs de ce côté ; mal de tête disparu. A pris hier 0 gr. 50 de propylamine.

Soir. Pouls 88. T. ax. 38° 5.

Souffle léger au cœur au premier temps ; les battements sont toujours un peu sourds. On ordonne 1 gr. de propylamine.

Le 14. *Poignet droit très-douloureux et très-tuméfié.* Quelques heures de sommeil pendant la nuit, langue blanche, humide ; grande faiblesse, un peu d'appétit, pas d'envie de vomir ; a saigné quelques gouttes par le nez, mais qu'il est presque inutile de noter. Herpès labialis.

Matin. Pouls 84º. T. 39º.

Jambe gauche légèrement douloureuse, *épaule gauche et poignet gauche toujours très-douloureux.* Léger bruit de souffle à la base et au premier temps, les battements toujours sourds et éloignés ; a pris hier 1 gr. de propylamine. On ordonne 6 ventouses scarifiées à la région cardiaque. 1 gr. de propylamine.

Soir. Pouls 96. T. 39º 4.

Le 15. *N'a pas dormi du tout. Les poignets et les épaules des deux membres supérieurs sont pris.* Les jambes vont bien et ne sont plus douloureuses, une selle pendant la nuit ; toujours beaucoup de faiblesse, un peu d'appétit, mal à l'estomac, langue blanche, humide ; pas d'albumine dans les urines ; a sué un peu pendant la nuit, grande pâleur du visage ; les battements du cœur s'entendent mieux.

Matin. Pouls 84. T. 38º 6.

On ordohne un vésicatoire à la région précordiale.

1 gr. 50 de propylamine.

Soir. Pouls 96. T. 39º.

Le 16. A un peu dormi, langue blanche. *Toutes les articulations du bras droit sont prises*. A beaucoup sué, toujours grande faiblesse, une selle ordinaire hier soir, mal à l'estomac, douleur en respirant à la région précordiale.

Matin. Pouls 86. T. 38⁰.

Soir. Pouls 72. T. 38°.

Le 17, matin. Pouls 60. T. 36° 9.

A sué beaucoup cette nuit, langue blanche, se trouve un peu mieux ; ses poignets sont moins douloureux, plus de mal de jambe, moins d'oppression ; commence à avoir un peu d'appétit, a dormi un peu cette nuit, a été une fois à la selle.

Soir. Pouls 76. T. 37° 5.

Le 18. Les douleurs articulaires diminuent, l'appétit revient, la langue est moins chargée, mange un peu. Même traitement, 1 gr. propylamine.

Le 19. Même état.

Le 20. Dort la nuit, l'appétit est revenu ; les poignets sont dégonflés et ne sont plus douloureux, les épaules sont encore prises ; va bien à la selle ; le premier bruit est toujours soufflant (au cœur).

Depuis deux ou trois jours, va 2 et 3 fois à la selle par jour ; a sué beaucoup la nuit.

Les 21, 22 et 23. Va très-bien ; il ne prend plus que 0 gr. 50 de propylamine.

Pouls 60. T. 37° 5.

Le 24. A assez bien dormi, était tout à fait convalescent depuis plusieurs jours. Aujourd'hui il se sent une nouvelle douleur dans le bras gauche.

Le 25. Sueurs abondantes, oppression, gonflement douloureux du poignet gauche et *du coude ;* va assez bien à la selle. On ordonne 1 gr. de propylamine.

T. matin 37° 2. Soir 30°.

Le 26, matin. Pouls 88. T. 37° 2.

N'a pu dormir, a sué beaucoup pendant la nuit. Toutes les articulations du *bras gauche* sont prises. *La jambe* est aussi très-douloureuse. Langue blanche, un peu de mal de tête pendant la nuit, selles ordinaires.

Soir. Pouls 100. T. 38° 2.

Le 27. Ne va pas bien. *Le bras droit est complètement pris.* Les jambes sont très-douloureuses ; n'a pas été à la selle ; langue blanche, humide ; n'a pas dormi du tout ; au cœur, le bruit de souffle existe toujours.

Matin. Pouls 80. T. 37,5.

Soir. Pouls 96. T. 40° 1.

A la pointe on entend deux bruits très-distincts, le bruit de souffle très-intense et le bruit produit par le claquement valvulaire ; sueurs très-abondantes, grande faiblesse, pas beaucoup d'appétit.

Propylamine 1 gr.

Le 28. *Les jambes et les bras sont pris complètement.* Sue beaucoup, langue blanche, pas d'appétit, va régulièrement à la selle, un peu d'oppression et de douleur à la région cardiaque.

Matin. Pouls 90. T. 38° 5.

Soir. Pouls 92. T. 39°.

Le 29. Toujours dans le même état ; les articulations du bras gauche sont moins douloureuses.

Matin. Pouls 100. T. 38° 5.

Soir. Pouls 96. T. 38° 8.

1 gr. 50 de propylamine.

Le 30. N'a pas dormi ; sueurs abondantes, douleur vive des articulations, violent mal de tête, grande faiblesse ; ne va pas à la selle depuis deux jours.

Matin. Pouls 92. T. 39° 5.

Soir. Pouls 112. T. 38° 6.

Le 31. Souffre beaucoup ce matin ; il y a trois jours qu'il n'a été à la selle, sue abondamment et presque continuellement, langue blanche, grande faiblesse, n'a pas dormi du tout ; céphalalgie violente.

Matin. Pouls 92. T. 37° 6.

Soir. Pouls 100. T. 38° 3.

Le souffle du cœur est toujours le même. Toujours même traitement. Mal aux reins ; lavement purgatif et un verre d'eau de Sedlitz.

1er février. Va un peu mieux.

Matin. Pouls 84. T. 37° 4.

Soir. Pouls 92. T. 37° 6.

Le 2. Même état, a été une fois à la selle ; les douleurs des bras ont un peu diminué.

Matin. Pouls 84. T. 37°.

Soir. Pouls 88. T. 37° 4.

Le 3. Va un peu mieux, a un peu dormi.

Matin. Pouls 92. T. 37° 2.

Soir. Pouls 8 T. 37° 2.

Prend toujours 1 gr. 50 de propylamine, se plaint surtout du côté gauche et des jambes ; les douleurs articulaires des poignets et des épaules sont bien diminuées, le gonflement a presque disparu.

Le 4. Même état, n'a pas dormi du tout ; le bruit de souffle du cœur est très-diminué.

Matin. Pouls 80. T. 37o.

Soir. Pouls 84.

Le 5. A un peu dormi, douleurs moins vives, langue blanche, gonflement articulaire diminue.

On ne donne plus de propylamine (il n'y en a plus à la pharmacie).

15 gouttes de teinture de colchique et une pilule d'opium le soir.

Matin. Pouls 80. T. 37o 2.

Soir. Pouls 98. T. 37o 2.

Le 6. Va un peu mieux, a dormi.

Matin. T. 37o.

Soir. Pouls 84. T. 37o 4.

Le 7. A bien dormi ; les douleurs des bras ont disparu, les jambes sont encore un peu prises, gonflées.

Matin. Pouls 80. T. 37o 2.

Soir. Pouls 84. T. 37o 2.

Le 8. Va toujours de mieux en mieux.

Lavement purgatif; langue encore un peu blanche, dort assez bien la nuit, l'appétit est très-bon, plus de douleurs dans les jambes ni dans les coudes, sueurs moins abondantes.

Matin. Pouls 88. T. 36o 8.

Le 10. N'a pas dormi, mange un peu ; on n'entend pas ce matin le bruit de souffle qui existait au cœur, langue devient rouge ; ne va pas facilement à la selle.

Matin. Pouls 87. T. 37o.

Le 11. Ne dort pas du tout ; plus de douleurs articulaires, sue toujours beaucoup, ne va à la selle qu'avec des lavements.

Matin. T. 36o 5.

Le 12. Convalescent tout à fait.

Le 14. Se plaint beaucoup de douleurs des épaules et du cou.

Le 15. Les épaules sont très-douloureuses ; le malade se plaint de douleurs lourdes dans les poignets et dans les mains; sue beaucoup pendant la nuit .

Pouls 84. T. 37o,

Le 16. Les coudes et les poignets, surtout le droit, sont repris ; ne dort pas du tout, sue beaucoup.

Matin. Pouls 88. T. 37o 2.

Le 17. N'a pas dormi, visage très-fatigué, langue blanche, chargée ;

les articulations des membres supérieurs sont toujours dans le même
état ; les genoux et les pieds sont un peu douloureux.

Pouls 100. T. 37°.

Le 18. A un peu dormi, il avait pris une pilule de cynoglosse ; les
douleurs sont subaiguës ; les jambes recommencent un peu à être douloureuses ; a sué considérablement ; le pouls n'est pas très-fréquent.

Le 20. Toujours même état, la température et le pouls n'augmentent
pas.

Le 25. Les douleurs des bras ont disparu, l'appétit est revenu, dort
assez bien.

1er mars. Convalescent. Se lève un peu et sort quinze jours après
pour reprendre son travail.

Ici, le médicament est administré le 12 janvier seulement. Or, le 13, le poignet droit commence à devenir
douloureux.

P. 84, T. 38°,5.

Le 14. T. 39°,4, P. 96°..

Le 15. Les poignets et les épaules des membres supérieurs sont pris.

Le 24. Rechute qui débute par le bras gauche.

Le 29. On donne 19 gr. 50 de triméthylamine pour
en suspendre l'usage le 5 février.

Le 14 février. Nouvelle rechute.

En résumé, nous sommes en présence d'un individu
atteint d'une première attaque de rhumatisme articulaire aigü. La triméthylamine à la dose de 0,50, de
1 gr. et plus tard de 1 g. 50 n'empêche pas la température et le pouls de s'élever, la douleur et le gonflement de persister. Bien plus, le rhumatisme se propage
du côté gauche qu'il avait primitivement atteint, au côté
droit. Et cependant le médicament est administré du
12 janvier au 4 février inclusivement, c'est-à-dire 24
jours durant. Une rechute a eu lieu le 24 janvier pen-

dant l'usage du médicament, et le 16 février après sa cessation définitive.

Donc, ici encore il est bien clair que la triméthylamine a été radicalement impuissante.

OBSERVATION III.

(Hôpital Saint-Antoine, service de M. Gombaux. — Observation recueillie par M. Budin, interne de service.) — Rhumatisme articulaire aigu. — Première attaque : chlorhydrate de triméthylamine. — Disparition des douleurs. — Cessation du traitement. — Réapparition des douleurs, qui disparaissent de nouveau lorsqu'on emploie le chlorhydrate de triméthylamine. — Guérison.

Le nommé M..., âgé de 42 ans, cordonnier, habitant rue de Montreuil, entre à l'hôpital Saint-Antoine, salle Saint-Éloi, n° 14, service de M. Gombault, le 24 février 1873.

Cet homme n'avait jamais été malade, lorsque le 9 février il fut pris de *violentes douleurs dans le poignet et le bras droits*, et obligé de se mettre au lit.

Le même jour, dans la soirée, *le coude et l'épaule du même côté* devenaient douloureux ; le lendemain, *la région lombaire* et toutes *les articulations des membres inférieurs étaient prises* à leur tour ; les douleurs étaient mobiles, variables et changeaient d'intensité et de localisation du jour au lendemain. Soigné d'abord chez lui, le malade fut *amené à l'hôpital Saint-Antoine le 24 février.*

Le soir de son entrée, on constata que *toutes les articulations du membre supérieur droit* étaient douloureuses et gonflées, ainsi que *celles des deux membres inférieurs ;* depuis deux jours surtout, il ne pouvait s'endormir sans être réveillé par de vives douleurs ; il suait de plus abondamment. Pouls 84. T. ax. 38°.

25 février, matin. Le malade n'a pas dormi pendant la nuit. Pouls 100. T. 38°,1. — Potion avec chlorhydrate de triméthylamine préparé par M. A. Wurtz, 1 gramme.

Soir. Même état, l'épaule gauche est surtout douloureuse. Pouls 80. T. ax. 38°,5.

Le 26. Le bras et la jambe droite sont moins douloureux, le bras et la jambe gauche sont totalement pris. Pouls 84. T. 38°,4. Chlorhydrate de triméthylamine 0 gr. 30.

Soir. Douleurs moins vives dans les membres supérieurs ; sueur abondante; le malade a pu dormir pendant une grande partie de la journée. Pouls 92. T. 38o,6.

Le 27. Amélioration considérable ; plus de douleurs dans les articulations. Pouls 92. T. 38o,3. On ordonne néanmoins 0 gr. 50 de chlorhydrate de triméthylamine.

Soir. Le malade se trouve tout à fait bien, il ne souffre plus dans aucune articulation; il a eu des sueurs abondantes et réclame de la nourriture. Pouls 92. T. 38o,6.

28 février. Va tout à fait bien, ne souffre dans aucune articulation. Pouls 80. T. 38°.—Chlorhydrate de triméthylamine, une potion 0 gr. 50.

Soir. Même état. Pouls 80. T. 38°.

1er mars. Le malade continue à aller tout à fait bien ; il s'est levé afin qu'on puisse faire son lit, et aucune articulation n'est douloureuse ; il a dormi pendant toute la nuit, les sueurs ont été moins abondantes, l'appétit persiste. Pouls 80. T. 37o,2.— Chlorhydrate de triméthylamine 0 gr. 50.

Soir. Le malade se trouve complètement bien. Pouls 88. T. 36o,9.

Le 2. Même état; toutes les articulations sont libres; dans l'épaule droite seulement *il persiste un peu de pesanteur*. Pouls 80. T. 36o,2. Il n'est plus prescrit de médication, le chlorhydrate de triméthylamine faisant défaut.

Soir. Même état. Pouls 80. T. 37°,2.

Le 3. *Le malade a été repris de douleurs violentes dans l'épaule droite.* Pouls 72. T. 37°,7.

Soir. Les *deux épaules* sont devenues douloureuses, ainsi que le *coude droit.* Pouls 72. T. 37°,5.

Le 4. Les articulations sont moins douloureuses et plus libres, la jambe droite est moins douloureuse. Pouls 76. T. 37o,2. On donne de nouveau 0 gr. 50 de chlorhydrate de triméthylamine.

Soir. Même état. Pouls 80. T. 36o,5.

Le 5. Articulations non douloureuses, mais pesanteur dans tout le côté gauche. T. 37o,5.— Chlorhydrate de triméthylamine 0 gr. 75.

Soir. Douleurs vives dans le poignet gauche. T. 37o,8.

Le 6. Va tout à fait bien; plus de douleurs. T. 37o,2.—Chlorhydrate de triméthylamine 0 gr. 50.

Soir. Même état. T. 37°.

Le 7. Même état; ne souffre plus dans aucune articulation, une légère pesanteur persiste seulement dans les articulations. T. 36o,6.

Soir. T. 36o,8.

Le 8. Va tout à fait bien, se lève dans la journée. Pouls 80. T. 37o,1. — Chlorhydrate de triméthylamine 0 gr. 50.

Soir. Va tout à fait bien; l'appétit est très-bon. Pouls 88. T. 36o,7.

Le 9. Même état. Pouls 72. T. 37o,2.

Le 10. Même état. Pouls 72. T. 37°. —Même traitement.

Soir. Pouls 64. T. 37°,4.

Le 11. Pouls 64. T. 36°,2.

Soir. Pouls 92. T. 37°,2.

Le 12. T. 37°. La même pesanteur persiste dans quelques articulations.

Soir. Pouls 88. T. 37°,2

Le 13. Pouls 68. T. 37°,2.—Chlorhydrate de triméthylamine 0 gr. 25.

Le 14. Pouls 60. T. 36°,9.

Le 15. Pouls 64. T. 36°,9.

Le 16. T. 36°,4.

Le 17. T. 37°,4. Le malade va très-bien.

Le 18. Pouls 76. T. 37°,3.

Le 19. Pouls 68. T. 37o,2.

Le 20. T. 37°,2.

Le malade quitte l'hôpital, parfaitement guéri depuis plusieurs jours déjà, le 22 mars 1873.

Notons ici que le 24, avant l'emploi de la trémithylamine, le rhumatisme avait atteint toutes les articulations. Le pouls était à 84, le thermomètre marquait 38°.

Le 20 et le 26, on emploie le médicament, la température est de 38°,5. Donc pas de chute de la température qui dépasse 38° jusqu'au 1er mars. A cette époque seulement le thermomètre marque 37°,2, c'est-à-dire la température normale. Calculons : du 7 au 28, 21 jours de distance. La plupart des rhumatismes ne dépassent pas cette durée. On peut donc se demander en quoi le médicament a fait merveille. Les douleurs ont disparu, nous en convenons; mais cette disparition des douleurs venait, nous le savons, de l'hypersécrétion des séreuses articulaires, phénomène critique dont nous avons déjà apprécié l'importance. Aussi ne doit-on pas faire bénéficier la triméthylamine de cette sédation. D'ailleurs la température, ce critérium qui ne saurait tromper, était alors de 38°,6.

Le 2 mars, le malade ne conservait de son rhumatisme qu'un peu de pesanteur dans l'épaule droite, ce qui veut dire qu'en réalité, le rhumatisme n'était pas encore complètement guéri. Le même jour, le médicament n'est plus prescrit, et les douleurs, qui n'avaient pas entièrement cessé, augmentent d'intensité, puis réapparaissent à l'épaule gauche et au coude droit. On prescrit alors le médicament, et malgré cela, le poignet gauche est à son tour envahi.

Quelle conclusion tirer de ces faits? M. Gombaux les traduit en disant que les douleurs ont disparu sous l'influence de l'agent thérapeutique, et qu'elles reparaissent de nouveau quand on en cesse l'emploi pour s'effacer une fois encore quand on le recommence.

Pour nous qui ne partageons pas la confiance de M. Gombeaux en la valeur de la triméthylamine, nous nous croyons autorisé par l'examen de ces faits à une conclusion radicalement opposée, et nous en avons dit les motifs.

De plus, si nous additionnons l'attaque et la rechute, qui en somme ne forment qu'un tout, puisqu'elles sont en quelque sorte reliées par ce fait que la pesanteur persiste dans l'épaule droite, nous trouvons un total de 39 jours. Un pareil cas n'a, selon nous, rien de séduisant, quand on se rappelle les limites entre lesquelles oscille généralement le rhumatisme.

OBSERVATION IV.

(Hôpital Saint-Antoine, service de M. Gombaux. — Observation recueillie par M. Budin, interne de service.) — Rhumatisme articulaire
aigu. — Septième attaque. — Endocardite. — Chlorhydrate de triméthylamine. — Disparition des douleurs, qui reparaissent lorsqu'on
cesse de faire usage de ce médicament. — Persistance de l'endocardite.

Le nommé N..., âgé de 22 ans, entre à l'hôpital Saint-Antoine le
24 février 1873, salle Saint-Éloi, n° 44 (service de M. Gombaux). Cet
homme est tourneur en bois, il a déjà eu 6 *attaques* de rhumatisme qui
duraient toutes de trois semaines à trois mois. Depuis sa première attaque
il éprouve des battements de cœur.

Dans la nuit du 21 au 22, *il a été pris de douleurs vives dans les articulations qui toutes ont été prises du même coup.*

Le 23. Ses battements de cœur apparaissent avec beaucoup plus d'intensité, la dyspnée est intense. Le malade se décide à entrer à l'hôpital où on l'amène le lendemain.

Le 24, au soir. On trouve toutes *les articulations prises, même celle du
cou et l'articulation temporo-maxillaire*, ses *genoux* et ses *poignets* sont
surtout très-gonflés.

Il existe de plus de l'éréthisme cardiaque, un léger souffle au 1er temps
et à la pointe, et un souffle au 2me temps et à la base. Pouls 116, il est
fort et vibrant. T. 39°,6.

Le 25. Pouls 120. T, 39°,7. Même état, le malade a beaucoup souffert
la nuit. 6 ventouses sèches à la région précordiale ; chlorhydrate de triméthylamine préparé par M. Wurtz 0 gr. 75.

Soir. La dyspnée est moins intense, mais les articulations sont toutes
prises. P. 108. T. 49°,4.

Le 26. Même état. Pouls 104. T. 39°,9 ; chlorhydrate de triméthylamine 1gr.

Soir. Les bras et les mains sont un peu moins douloureux ; le malade
a pu sommeiller pendant la journée. P. 100. T. 39°,2.

Le 27. Douleurs fort diminuées dans toutes les articulations. Pouls 96.
T. 39°,2. Chlorhydrate de triméthylamine 1 gr.

Soir. Même état, les douleurs sont presque nulles. P. 100. T. 39°,7.

Le 28. La dyspnée est moins intense, les articulations des membres
inférieurs sont complètement libres. Chlorhydrate de triméthylamine
0 gr. 50.

Cottard.   5

1ᵉʳ mars. Toutes les articulations sont libres, aucune n'est plus douloureuse. Pouls 92. T. 39°,1. Chlorhydrate de triméthylamine 0 gr. 50.

Soir. Même état. Pouls 92. T. 39°.

Le 2. Les phénomènes d'endocardite persistent, mais il n'existe plus de douleurs articulaires. Pouls 96. T. 39°,4. On ne donne plus de chlorhydrate de triméthylamine.

Soir. Dyspnée intense, 6 ventouses sèches. Pouls 92. T. 39,5.

Le 3. Même état. Pouls 84. T. 39°.

Soir. *Les douleurs vives reparaissent dans les articulations des doigts de la main gauche et des douleurs sourdes dans l'épaule gauche.* P. 92. T. 3°9,3.

Le 4. Les douleurs continuent, ainsi que la dyspnée, les membres inférieurs sont de nouveau repris. P. 106. T. 39°,7. Vésicatoire à la région précordiale ; chlorhydrate de triméthylamine 0 gr. 50.

Soir. Même état du côté des articulations, mais dyspnée beaucoup moins intense. Pouls 100. T. 39°,3.

Le 5. Les douleurs sont moins vives. T. 39°,3. Chlorhydrate de triméthylamine 0 gr. 50.

Soir. Le malade ne souffre plus dans aucune articulation. T. 39°,3.

Le 6. Toutes les articulations sont libres, mais le malade tousse, il existe quelques râles sibilants et ronflants dans les deux poumons, T. 38°,7.

Soir. T. 39°,1.

Le 7. Les douleurs articulaires ont complètement disparu pour ne plus revenir. Un peu d'engourdissement seulement persiste pendant deux ou trois jours, au niveau de quelques jointures. L'usage de chlorhydrate de triméthylamine a été continué encore une semaine jusqu'au 15 mars. La bronchite a guéri et l'endocardite a continué son cours.

Ce malade, le 24 février, jour de son entrée, est atteint d'un rhumatisme articulaire aigu généralisé. Le pouls est à 116. La température à 39°,6.

Le 25. Après 75 centigrames de triméthylamine, on a P. s. 108°, T. s. 39°,6.

Le 26. P. 104°, T. 39°,9.

Les jours suivants, jusqu'au 3 mars, le thermomètre ne cesse de marquer une température d'au moins 39°. Le pouls oscille entre 92 et 96.

Le 3 mars la *température est de* 39°. Nous soulignons le chiffre, attendu qu'il a ici une signification importante. Personne n'osera soutenir qu'une température de 39° soit une température normale. Il faut en trouver l'explication. Nous interprétons ce fait en disant que le rhumatisme n'a point cessé. Il ne suffit pas en effet que les douleurs disparaissent pour qu'on puisse affirmer la guérison du rhumatisme. Il faut toujours, et c'est ici une condition *sine qua non,* que la température soit normale. Avec une température de 39° le rhumatisme n'a point cessé, et la réapparition des douleurs n'a rien qui nous étonne.

De ce simple fait que les douleurs ont disparu, M. Gombaux (Liv. titre *de obs.* 4) conclut que l'attaque est terminée. Nous croyons avoir démontré le contraire. Aussi cette observation est-elle à nos yeux complètement démonstrative de l'impuissance de la triméthylamine.

OBSERVATION V.

(Hôpital Saint-Antoine, service de M. Isambert, salle Saint-Augustin, lit n° 5. — Observation recueillie par M. Viard, externe de service. — Rhumatisme cérébral.

Duché (Albert), couvreur, 17 ans, rue du Rondé, 18. Entré le 24 janvier 1873.

Ce malade était souffrant depuis le 3 janvier; il est entré à l'hôpital avec les symptômes d'un rhumatisme pour lequel il avait été traité chez lui, on le met alors au traitement par la propylamine.

Le lendemain de son entrée, les douleurs disparaissent, on trouve : délire violent, ballonnement du ventre, diarrhée; pas de taches de fièvre typhoïde; continuation du traitement ; légère céphalalgie.

Le 24, soir. T. 41°. Pouls 104. Propylamine 0 gr. 50. Délire.

Le 25, matin. T. 39°,5. Pouls 84.

Soir. T. 40°,5. Pouls 100. Délire violent pendant la nuit, on est obligé de l'attacher. Propylamine 1 gr.

Le 26 matin. T. 40°. Pouls 76.

Soir. T. 40°,4. Pouls 96. Même traitement.

Le 27. Râles sous-crépitants dans la poitrine : respiration haletante, souffle au cœur à la base ; ventre ballonné ; diarrhée ; perd ses garde-robes ; lèvres et langue sèches. Pas de douleur dans les genoux ni dans les chevilles.

Matin. Pouls 84. T. 40°,4.

Soir. Pouls 104. T, 40o,2. (Bismuth et propylamine 1 gr.; 2 pots chiendent). Pendant la nuit il a beaucoup de délire, on est obligé de l'attacher, a très-soif,

Le 28. On supprime la propylamine ; potion de Todd avec 20 gouttes de teinture de digitale.

Matin. Pouls 100. T. 39o,5.

Soir. Pouls 128. T. 41°,4.

Le 29 matin. Pouls 128. Mort à neuf heures du matin.

Autopsie. — Légère adhérence de la pie-mère. L'arachnoïde présente une teinte opaline, mais très-peu marquée, au niveau des *scissures* de Sylvius ; pas de lésions articulaires ; foyer purulent en avant du grand pectoral gauche sans communication avec les articulations.

Poumon. Hépatisation grise au niveau de la base des deux poumons, surtout à droite.

Nous sommes ici en face d'un rhumatisme dans lequel les douleurs ont disparu pour faire place à un délire violent, en un mot, de la forme cérébrale du rhumatisme. Le pouls tombe de 104 à 96, pour remonter de nouveau à 104 et cela en présence de la triméthylamine. La température tombe de 41° à 40°. Après la suppression de la triméthylamine, c'est-à-dire la veille de la mort, le pouls rebondit à 104 et à 128 le soir, et la température tombe à 39°5 le matin, pour remonter le soir à 41°4.

Il faut noter que, dans ce cas, *la température n'a jamais été inférieure à* 40° ; la triméthylamine est donc ici en flagrant délit d'impuissance comme antipyrétique.

La disparition rapide des douleurs est ici la consé-quence de la métastase qui s'est opérée.

OBSERVATION VI.

(Hôpital Saint-Antoine, service de M. Isambert, salle Saint-Augustin,
n° 9. — Observation recueillie par M. Viard, externe de service. —
Rhumatisme articulaire aigu. — Troisième attaque.

Trouve (Xavier), 27 ans, épicier, rue Saint-Denis, 67, entré le
25 janvier 1873.

Habite Paris depuis cinq ans. Habituellement de bonne santé, ne tousse
pas; travaille dans une boutique sans devanture.

A eu une *première attaque* de rhumatisme à l'âge de 9 ans. Elle a duré
32 jours pendant lesquels le malade est resté couché tout le temps.
Toutes les articulations ont été prises. (Les parents ne sont pas rhumatisants.)

Au mois de novembre 1870, il a eu une *seconde attaque* qui a duré
quinze jours. Toutes les articulations ont été prises aussi. Dans l'intervalle des attaques il n'avait absolument aucune douleur.

Troisième attaque. Cette fois les douleurs ont commencé lundi 21 janvier. Le *bras gauche* a été pris le premier, puis *les jambes.* Beaucoup de
fièvre; mal de tête; pas de vomissements, pas de saignements de nez;
constipation, n'a pas sué.

Le 25. Entre à l'hôpital. Peau très-blanche; langue humide et couverte
d'un enduit jaunâtre, a très-soif; ne va pas à la selle; pas d'appétit.
Douleurs dans toutes les articulations. Genoux gonflés et douloureux, *les
pieds* également; rachitique; poitrine déformée. Bruit de souffle anémique à la pointe du cœur. Râles de bronchite en arrière aux deux bases.

Le 26. N'a pas dormi la nuit; ne sue pas; pas d'appétit. Langue
blanche et humide, a été une fois à la selle. Les jambes sont toujours
douloureuses. *Les poignets* sont légèrement gonflés. Les épaules et les
coudes sont sains.

Matin. T. 38°,3.

Soir. T. 38°,5. Pouls 84.

Le 27. N'a pas dormi du tout. Une selle ; langue toujours blanche et
humide. Pas d'appétit; pas de mal de tête. *Les poignets sont très-gonflés*
et pas très-douloureux. N'a pas encore pris de propylamine.

Matin. T. 39°. P. 84.

Soir. T. 38°,4. P. 92.

Le 28. N'a pas dormi du tout. Un peu d'appétit; une selle diarrhéi-
que. Langue humide, jaunâtre ; ne tousse pas, ne sue pas beaucoup.
Les poignets sont gonflés et douloureux. A pris hier 1 gr. de propylamine. On augmente la dose à 1 gr. 50.

Matin. T. 39°, P. 96.

Soir. T. 39₀,5. P. 96.

Le 29. A dormi un peu. Langue toujours dans le même état, ne tousse pas, ne sue pas ; pas d'oppression. La jambe gauche est un peu moins douloureuse. Les épaules ne sont pas encore prises.

Matin. T. 39°. P. 96.

Soir. 39°,2. P. 92. Souffle anémique à la pointe.

Le 30. N'a pas beaucoup dormi. *Les coudes commencent à se prendre.* Les jambes sont un peu mieux. Pas d'appétit; va bien à la selle.

Matin. T. 38₀,6. P. 92.

Soir. 39°,2. P. 96.

Le 31. N'a pas beaucoup dormi. Langue blanche; a eu la diarrhée hier, trois selles. Le bras droit va un peu mieux; un peu de mal de tête.

Matin. T. 39°,5. P. 92.

Soir. T. 39₀,5. Pouls 96.

1ᵉʳ février. Toujours de la diarrhée; 4 ou 5 selles. A un peu dormi ; articulations toujours dans le même état ; langue blanche.

Matin. T. 39°, P, 80.

Soir. T. 39₀,6. P. 96.

Le 2. Même état ; un peu de diarrhée.

Matin. T. 38°,3. P. 88.

Soir. T. 38₀,4. P. 92.

Le 3. La diarrhée diminue; prend toujours 1 gr. 50 de propylamine. Pas d'appétit; les douleurs articulaires conservent la même intensité.

Matin. T. 39°. P. 88.

Soir. T. 38°,6. P. 100.

Le 4. Même état. Le bruit de souffle du cœur existe toujours.

Matin. T. 38°,4. P. 96.

Soir. P. 96.

Le 5. Epanchement très-considérable dans *le genou gauche*. Souffle fort à la pointe du cœur. Les jambes sont très-douloureuses. Le bras droit va un peu mieux ; le coude est toujours douloureux; a très-peu dormi. Langue blanche; 4 ou 5 selles diarrhéiques hier.

Matin. T. 38°,8. P. 96.

Soir. T. 39°,4. P. 100.

Le 6. On supprime la propylamine et on la remplace par 15 gouttes de teinture de colchique et une pilule d'opium le soir. (Plus de propy-lamine à la pharmacie.)

Matin. T. 39°.

Soir. T. 39°,2. P. 104.

Le 7. A dormi un peu. Plus de diarrhée. Articulations dans le même état. Langue blanche.

Matin. T. 83°,2. P. 100.

Soir. T. 39°,2. P. 108.

Le 8. Même état. A dormi un peu; l'appétit commence à revenir. Langue toujours sale. Va deux fois par jour à la selle, mais pas en diarrhée. Les jambes sont moins douloureuses.

Matin. T. 38°. P. 92.

Soir. T. 38°,5. P. 100.

Le 9. Matin. T. 37°,4. P. 96. Jambes vont bien. Reste idem.

Le 10. Matin. T. 38°. P. 88.

Soir. T. 37°,8. P. 100. A un peu dormi; mange peu, a cependant assez d'appétit. Langue sale. Douleurs toujours dans le même état.

Le 11. Toujours dans le même état. Dort un peu la nuit; ne sue pas. Langue blanche; bras droit repris; jambes vont mieux.

Matin. T. 38°,8. P. 96.

Soir. T. 39°,4. P. 108. Céphalalgie.

Le 12. N'a pas beaucoup dormi; sue un peu. Le genou gauche est repris de nouveau; les bras sont toujours douloureux. Langue blanche, humide.

Matin. T. 39. P. 112.

Soir. T. 38°,8. P. 108.

Le 13. A un peu dormi. Va bien à la selle. Langue blanche; teint pâle. Pas beaucoup d'appétit. Les genoux et les chevilles sont très-douloureux, les poignets et les coudes aussi.

Matin. T. 38°,5.

Soir. T. 39°,2. P. 104.

Le 14. Toujours même état. Derrière écorché.

Matin. T. 38°,8. P. 92.

Soir. 39°,2. P. 108. On supprime la teinture de colchique; on la remplace par 0 gr. 50 de sulfate de quinine.

Le 15. Toujours même état des articulations. Dort un peu. On augmente le sulfate à 0 gr. 75.

Matin. T. 39°. P. 100.

Soir. T. 39°,4. P. 10

Le 16. Même état.

Matin. T. 38°,6. P. 88.

Le 17. A un peu dormi. Va bien à la selle. Langue un peu meilleure; les genoux sont moins douloureux; les bras sont toujours dans le même état. A sué un peu.

Matin. T. 37°8. P. 84.

Le 18. Se trouve un peu mieux. Il n'y a plus qu'un bras de douloureux; les jambes vont très-bien ; la langue est un peu débarrassée. Va régulièrement à la selle. Dort un peu. L'appétit est revenu.

Le 20. Va de mieux en mieux. Dort bien; bon appétit. N'a presque plus de douleurs. T. 37.

Le 23. A le bras gauche un peu repris ; le reste va bien.

Le 25. Va mieux. Grande faiblesse. Les douleurs articulaires sont presque disparues.

Le 27. Convalescence.

3 mars. *Rechute nouvelle*; mais les douleurs se localisent aux jambes et sont très-peu intenses.

Le 8. Convalescent tout à fait; commence à se lever.

Le 29. Sort de l'hôpital pour aller à Vincennes.

En résumé ce malade, pour la troisième fois rhumatisant (rhumatisme articulaire aigu), n'a retiré aucun profit de la triméthylamine. Malgré l'administration du médicament à la dose de 1 gr. 50 (28 janvier), le pouls de 92 s'est élevé à 96 pour redescendre à 92 et revenir de nouveau à 96 et plus tard à 104. La température qui était de 38°,4 monte à 39°,6. Le début de cet accroissement des phénomènes inflammatoires coincide précisément avec l'administration du médicament et persiste tant que dure cette administration. Bien plus, le rhumatisme nous offre ici ses oscillations et variations de lieu et d'intensité si caractéristiques, et cependant c'est bien là un rhumatisme articulaire aigu généralisé.

Le malade est donc resté dix jours sous l'influence de la triméthylamine sans aucun bénéfice. Les autres méthodes de traitement n'ont jamais donné de plus brillants insuccès.

C'est en vain que nous chercherions encore ici, d'une part la sidération de la douleur, puisque les coudes n'ont été pris qu'après l'administration de la triméthylamine,

d'autre part l'abaissement de la température et du pouls,
qui ont atteint leur maximum après le 27 janvier.

OBSERVATION VII.

(Hôpital Saint-Antoine, service de M. Cadet de Gassicourt.—Observation
recueillie par M. Hirne, interne du service. — Rhumatisme articulaire aigu.

Le nommé Lorieux (Alphonse), âgé de 31 ans, charretier, est entré à
la salle Saint-Lazare le 23 janvier 1873.

Il a eu déjà deux attaques de rhumatisme articulaire aigu; la dernière
probablement.compliquée d'endocardite, ce que l'auscultation permet
de reconnaître (palpitation, souffle présystolique et systolique à la pointe
du cœur).

Déjà, depuis deux mois, il éprouve quelques douleurs vagues dans les
membres, mais l'attaque a débuté le 19 janvier, trois ou quatre jours
avant son entrée, par les articulations des épaules.

Le jour de son entrée on voit qu'un grand nombre d'articulations
sont prises.

Les *deux épaules*, les articulations des genoux, *tibio-tarsiennes*, présentent du gonflement avec rougeur et chaleur, plus accusés surtout
au genou gauche et l'articulation tarsienne droite.

Le pouls est fort, fréquent; la peau chaude et humide. la langue
blanche, soif, anorexie, etc.

De plus, il éprouve dans *le cou* des douleurs assez vives, exagérées
quand il exécute des mouvements de latéralité; la pression sur les apo-
physes épineuses des vertèbres cervicales est douloureuse.

Le 24. Propylamine 1 gr. Dans la journée le gonflement a diminué,
ainsi que la douleur : le malade dit qu'il lui semble qu'on la lui ait
enlevée subitement.

Soir. T. 38°, 4.

Le 25. Les *articulations métacarpo-phalangiennes de l'index et du
médius gauche* ont été prises à leur tour. Propylamine, 1 gr. 50.

Matin. T. 38o6.

Soir. T. 39o2.

Le 26. Se plaint de ne pas dormir.

Matin. P. 110, T. 38,2.

Soir. P. 92, T. 38,2.

Propylamine, 1 gr. 50.

Le 27. Même état.

Matin. T. 38,2.

Soir. P. 99, T. 38°.

Propylamine, 1 gr. 50.

Le 28. Amélioration notable; il a pu se lever hier, mais a encore de la douleur dans les articulations des épaules et des doigts.

Matin. P. 76, T. 37°.

Soir. P. 90, T. 37,2.

Le 29. Les douleurs persistent dans les épaules, les poignets, doigts, etc. Insiste de nouveau sur son insomnie. Propylamine 2 gr.

Matin. P. 68, T. 37°.

Le 30. *Etat excellent.* Le pouls est toujours lent. — Matin 64.

1er février. Matin. P. 48, T. 37°.

Le 2. Matin. P. 50.

Le 3. La propylamine est supprimée.

Le 4. Matin. P. 48.

Le 8. Le malade sort complètement guéri ; le pouls est toujous lent, à 48.

Il nous manque malheureusement ici la température et le pouls de la malade avant l'administration de la triméthylamine. L'observation constate que cette substance a été donné le 21 janvier à la dose de 1 gr., et que, *dans la journée*, le gonflement et la douleur ont diminué. Doit-on y voir une conséquence de l'administration du médicament? Nous ne le pensons pas. Car, malgré qu'il eût été donné la veille à la dose de 1 gr., nous voyons la température s'élever à 39°,2, et les articulations métacarpo-phalangiennes de l'index et du médius gauches être à leur tour envahies. La dose du médicament est portée à 1 g. 50, et le même état persiste le 26 et le 27.

Où donc sont, dans cette observation, la sidération de la douleur, la chute rapide du pouls et de la température?

Observation VIII.

(Hôpital Saint-Antoine, salle Saint-Lazare, lit no 4, service de M. Cadet de
Gassicourt. — Observation recueillie par M. Hirne, interne du service.)

Le nommé Pierre, (Clément), boulanger, est entré le 8 *janvier* 1873 à
la salle Saint-Lazare, no 4, affecté de rhumatisme.

C'est sa quatrième attaque, il a déjà eu trois attaques de rhumatisme
aigu franc.

Celle-ci a débuté le 3 janvier par *le gros orteil gauche*, qui est devenu
rouge, tuméfié, fort douloureux, en même temps que se produisait un
mouvement fébrile peu intense.

On constate, en effet, le jour de son entrée, le gonflement avec rougeur et douleur au niveau de cette articulation ; l'inflammation ne siège
pas dans l'articulation même, mais dans une bourse séreuse anormale,
que le malade a depuis longtemps à ce niveau.

Du reste pas d'antécédents goutteux, aucun symptôme pouvant même
faire songer à la goutte.

Soir. T. 38o.

Le 9 janvier. On prescrit propylamine des hôpitaux 0 gr. 75.

Dans la journée *l'articulation du poignet droit se prend.*

T. matin 37o.

T. soir 37o,9.

Le 10. Propylamine 0 gr. 50. Le *poignet gauche* se prend; mais ici,
comme pour le gros orteil, ce n'est pas l'articulation, mais les gaînes
des extenseurs.

Le *gros orteil droit*, dans la même journé, devient tuméfié, douloureux, etc.

T. matin 37o.

T. soir 38o,7.

Le 11. Propylamine 0 gr. 75.

L'articulation du *coude gauche* est atteinte, gonflement, rougeur, etc.,
modérés.

T. matin 38o.

T. soir 38°,7.

Le 12. Propylamine 1 gr. Les symptômes sont plus accusés au poignet, au coude gauches, *et les articulations métacarpo-phalangiennes du
médius et de l'annulaire gauches* sont devenues rouges, gonflées, douloureuses. *Sueurs* abondantes.

T. matin 38o, 4.

T. soir 38o,2.

Le 13. Propylamine 1 gr. 50. *Paraît avoir augmenté aux doigts*, sans diminution dans aucune autre articulation.

Il ne s'est produit aucun trouble local (estomac) ou général, que l'on puisse attribuer à l'usage de la propylamine ; le malade a conservé son appétit régulier, sans augmentation. Rien d'anormal au cœur.

T. matin, 37o,9.

T. soir, 38o.

Le 14. Les sueurs ont diminué dans la nuit ; il n'existe plus rien au gros orteil gauche, le droit est encore un peu rouge et tuméfié.

Le genou droit est très-douloureux encore, mais peu de rougeur et gonflement.

Les symptômes inflammatoires ont beaucoup diminué au poignet gauche ; persistent aux articulations des doigts médius et annulaire.

Le 15. T. matin, 37o,2.

Le 16. Le rhumatisme a disparu aux membres inférieurs, mais per·siste aux doigts, coudes, surtout à droite.

T. matin, 37°,1.

T. soir, 37o,2.

Le 17. Aujourd'hui, il n'existe qu'un peu de douleur et de gonfle-ment dans les deux articulations des doigts et le gros orteil du pied droit.

Le 22. La propylamine a été administrée du 13 au 20 janvier, chaque jour à la dose de 1 gr. 50.

Le 21. Les accidents ayant presque complètement disparu et le ma-lade ne s'étant pas plaint de nouveau, ou suspend l'usage du médica-ment.

La guérison paraît bien établie, à peine reste-t-il un peu de gonfle-ment des deux articulations des doigts. Sans fièvre ni symptômes géné-raux.

Le 23. Rechute.

Au matin, le gonflement, avec rougeur et chaleur, peu de fièvre cependant est apparu :

1o Au niveau de la partie externe de l'articulation tibio-tarsienne droite.

2o Au coude gauche.

Le 24. Propylamine 1 gr. 50. De même *le poignet |gauche, puis le droit sont affectés,* sueurs abondantes.

Le 25. Propylamine 2 gr. Sueurs persistent.

T. matin, 37o,7.

T. soir, 38º,4.

Le 26. Il a craché un peu de sang dans la journée, cependant il paraît aller mieux; rien n'est constaté dans la poitrine, ni au cœur ; il n'a pas de fièvre : le gonflement, la rougeur, etc., ont diminué, surtout au poignet gauche. Propylamine 2 gr.

Le 27. Soir, T. 37º,5.

Le 28. Matin, T. 37º,4.

Le 30. État très-satisfaisant; quelque peu de douleur et gonflement aux poignets et doigts : P. à 64. Propylamine 2 gr.

Le 31. Propylamine 1 gr. 75. Est complètement guéri.

1er février. La propylamine est supprimée, et le malade sort le 5 février complètement guéri.

Ce malade, on le voit, entre à l'hôpital le 8 janvier, n'ayant qu'une articulation de prise, celle du gros orteil gauche.

Le 9 janvier, on lui prescrit 75 centigr. de triméthylamine, et dans la journée l'articulation du poignet droit est envahie.

Le 10, la triméthylamine n'empêche pas le poignet gauche d'être atteint; puis vient le tour du gros orteil droit.

Le 11, le coude gauche est atteint.

Le 12, les phénomènes douloureux et inflammatoires se montrent aux articulations métacarpo-phalangiennes du médius et de l'annulaire gauches.

Notons enfin que la température s'est élevée pendant l'usage de la triméthylamine.

Nous espérons qu'on ne verra pas là cette sidération de la douleur, cette chute rapide de la température et du pouls dont on a fait des phénomènes absolument aussi constants que ceux qu'engendre la digitale.

Ce rhumatisme n'était pas développé quand la triméthylamine a été administrée, et c'est en présence du médicament qu'a eu lieu sa période d'augment. Il est clair qu'on ne saurait attribuer l'assez rapide disparition des symptômes à l'usage de la triméthylamine.

Quant à la rechute, nous ne pouvons la regarder ici comme une conséquence de l'interruption du médicament. En effet, ce rhumatisme qui, il y a quelques jours, naissait et parcourait ses différentes phases pendant l'administration de la triméthylamine peut tout aussi bien se renouveler sans médicament. Ceci ne devra étonner personne. Au reste, la rechute ici a été, comme cela a lieu presque toujours, moins intense et moins longue que la première attaque.

OBSERVATION IX.

(Hôpital de la Pitié, service de M. Desnos. — Observation recueillie par
M. Hurdy, interne du service.)

Voisey (Amélie), âgée de 27 ans, cordonnière. Entrée le 22 février 1873, salle Sainte-Eugénie, n° 12.

On ne peut, en interrogeant cette malade, trouver dans ses antécédents personnels ou héréditaires aucune trace d'affection de nature rhumatismale. Elle habite un logement bien sec et aéré, et elle ne se souvient pas d'avoir été exposée au froid dans les jours qui ont précédé le début de son rhumatisme.

Le 17 février, elle fut prise de douleurs assez vives dans les articulations tibio-tarsiennes et dans celles des genoux. Le lendemain ces douleurs avaient disparu, mais les mouvements de l'articulation du coude étaient devenus difficiles et douloureux. Le 19 février, les genoux sont pris de nouveau ainsi que les muscles du mollet. La marche était pourtant encore possible avec l'aide d'un bâton. Les douleurs augmentent le 20 et le 21, envahissent l'épaule droite et le cou dont les mouvements deviennent impossibles.

22 février. La malade entre à l'hôpital.

Soir. On constate que toutes les articulations des membres inférieurs sont envahies, mais à degrés différents. Celles qui unissent les os du tarse et les phalanges sont particulièrement douloureuses; à leur niveau existe du gonflement et une rougeur assez marquée. Tout mouvement spontané est impossible. Les mouvements communiqués à ces articulations sont extrêmement douloureux. Il en est de même pour l'épaule droite et le cou. La pression réveille également les douleurs.

L'auscultation du cœur révèle l'existence d'un bruit de souffle systolique assez intense et ayant son maximum à la pointe. Il en existe un second dont la tonalité est plus grave que celle du précédent, et dont le maximum siége à la base. Il est assez doux et se propage jusqu'aux gros vaisseaux du cœur. T. v. 39° 6. P. 120.

Le 23, matin. Le rhumatisme a envahi quelques nouvelles articulations : celles du coude, du poignet, des doigts, du côté droit. La main tout entière est gonflée et rouge.

La peau du corps est chaude et sèche. T. 30°. P. 108.

Prescription : Les articulations seront enveloppées de ouate; 4 sangsues à la région précordiale, tisane de queues de cerises, julep gommeux, bouillon.

Soir. T. 39° 4. P. 104.

Le 24, matin. Les douleurs ressenties par la malade dans les pieds et l'épaule droits l'ont privée de sommeil. De nouvelles articulations ont été envahies cette nuit : celles de l'épaule et du coude gauches.

Les sangsues ont bien pris. Le souffle de la pointe est beaucoup plus marqué que celui de la base, et sonore, occupe tout le petit silence, le second bruit est bien claqué.

La peau est moite. T. 39₀ 4. P. 100.

Prescription : Julep gommeux avec 10 gouttes de propylamine (1).

Soir. Moins de douleurs; a commencé à prendre sa propylamine à trois heures du soir. T. 39₀ 8. P. 116.

Le 25, matin. La malade n'a pas dormi. (Il y a eu un accouchement dans la salle.)

Les articulations du membre inférieur droit sont débarrassées; les mouvements sont faciles et non douloureux. Du côté gauche, si la douleur a également disparu, il reste encore une certaine gêne dans les mouvements.

Une amélioration analogue s'est montrée aux membres supérieurs. A droite, les articulations sont presque entièrement débarrassées: à gauche, les mouvements ne sont pas sans provoquer quelque douleur.

Les mains sont encore gonflées, un peu rouges et sensibles à la pression. Le cou est libre. Bruits cardiaques stationnaires. La malade demande à manger. T. 30° 2. P. 104.

(1) Cette propylamine était de Poullenc et Wittmann, c'est-à-dire prise dans la même maison où M. Dujardin-Beaumetz avait déclaré à la Société des hôpitaux avoir pris celle dont il avait fait usage.

Prescription : 20 gouttes de propylamine dans un julep gommeux, vésicatoire à la région précordiale, 1 portion.

Soir. Vers une heure de l'après-midi, le genou et le pied gauches ont été repris de douleurs plus vives peut-être que lors de la première atteinte.

Les règles sont survenues avec une avance de six à sept jours.

T. 30° 4. P. 112.

Le 26, matin. Nuit excellente. Les douleurs d'hier ont disparu. Les membres supérieurs sont encore malades. La malade ne demande que du bouillon et du potage. T. 39° 8. P. 108.

Soir. Jusqu'ici la peau de tout le corps avait été sèche (1) ; elle est un peu moite ce soir. T. 40° 4. P. 104.

Le 27, matin. *Vers minuit réapparition des douleurs dans toutes les articulations;* mais ces douleurs ne sont pas perçues, alors que la malade conserve une immobilité complète. Elles ne s'éveillent qu'autant qu'on exerce des pressions, ou qu'on imprime des mouvements aux articulations malades. T. 39° 9. P. 102.

La malade n'a pas dormi. On lui donne une pilule de mica panis. La dose de propylamine est portée à 1 gr. 50.

Soir. Malaise général, fatigue, douleurs vagues, indéterminées. T. 40° 6. P. 102.

Le 28, matin. Les mouvements communiqués ou spontanés, la pression, sont devenus indolents pour toutes les articulations, hormis celles du membre inférieur gauche.

Les bruits morbides du cœur sont un peu moins intenses. T. 40° 4. P. 100.

Soir. Même état. T. 40° 8. P. 108.

1er mars, matin. A un peu dormi; les membres inférieurs sont lourds, difficiles à mouvoir, mais non douloureux, à part le cou-de-pied droit.

Le membre supérieur droit est complètement débarrassé. Le gauche n'a que l'articulation de l'épaule qui soit libre. T. 39° 8. p. 94.

Soir. Il ne reste d'atteint que la main gauche.

Pour la première fois la malade a un peu transpiré (1). T. 40°. P. 96.

Le 2, matin. Insomnie cette nuit, quoiqu'il n'y ait pas eu de douleurs.

Ce matin l'épaule gauche et le pied droit sont douloureux, et une pression légère ne peut être endurée.

(1) Il y a là une erreur : la peau jusque-là n'avait pas été toujours sèche, puisque, le 24 au matin, *avant* l'administration de la propylamine, on note que la peau est *moite.*

Les coudes, les deux mains (quoique la gauche soit encore gonflée), les genoux supportent très-bien une pression énergique.

Les bruits morbides diminuent à la pointe et à la base. En ce dernier lieu ce bruit ressemble plus à un frottement qu'à un souffle.

Il y a de la diarrhée : 5 selles depuis hier. T. 39o 8. P. 96.

Prescription : Une pilule de mica panis; 2/4 lavement avec 6 gouttes de laudanum.

Soir. *La malade éprouve des douleurs dans l'avant-bras gauche;* rien dans le coude ni le poignet. T. 40o 6. P. 104.

Le 3, matin. Même état des articulations. N'a pas dormi. La diarrhée a cessé. T. 39o 2. P. 92.

Prescription : 2 pilules mica panis.

Soir. T. 40o 1. P. 96.

Le 4, matin. Nuit très-bonne. Ce matin, se trouve bien; nulle douleur; tous les mouvements sont faciles, hormis ceux des doigts de la main gauche, qui est encore gonflée, mais non douloureuse.

Au cœur, à la pointe, souffle aux deux temps; à la base, double bruit sans propagation, mourant sur place, augmentant d'intensité par la pression du stéthoscope et qui ne peuvent être attribués qu'à des frottements péricardiques.

La diarrhée a reparu. T. 40o. P. 108.

Prescription : Vésicatoire à la région précordiale, 1/4 lavement avec 6 gouttes laudanum.

Soir. Va très-bien; toutes les articulations sont libres. T. 48o 6. P. 116.

Le 5, matin. Même état du côté des articulations. Le ventre est un peu ballonné, non douloureux. Sentiment de fatigue considérable. T. 39o 6. P. 104.

Soir. Même état. La diarrhée a cessé. T. 39o 6. P. 96.

Le 6, matin. Le tympanisme abdominal persiste.

Les articulations des membres supérieurs sont encore une fois reprises de douleurs. Celles-ci sont légères. T. 39o 8. P. 90.

Soir. T. 39o 8. P. 100.

Le 7. Depuis hier la malade tousse assez fréquemment. Pas d'expectoration; pas de dyspnée; pas de point de côté.

L'auscultation de la pointe révèle l'existence *d'un double épanchement pleurétique,* caractérisée en arrière, en bas et à droite par un souffle léger, avec diminution du mouvement vibratoire à gauche dans le 1/3 inférieur par un souffle aigre assez intense. Des deux côtés il y a de la

Cottard.   6

matité et une diminution des vibrations thoraciques, marquées surtout à gauche. T. 37º 8. P. 76.

On supprime la propylamine que l'on a donnée le 24 février pour la première fois à la dose 10 gouttes, dose que l'on a successivement portée à 20 gouttes, puis à 1 gr. 50. La prescription nouvelle se borne à un julep gommeux.

Le 9, matin. Rien à noter du côté des articulations qui sont toutes entièrement débarrassées.

L'épanchement pleurétique droit a disparu ; à gauche l'épanchement a augmenté un peu ; on entend le souffle en un point plus élevé qu'hier, de l'égophonie dans le tiers inférieur de la poitrine. Enfin la matité occupe une plus large place sans être plus absolue dans les points qu'elle occupait hier. T. 38º 4. P. 80.

Soir. T. 38º 9. P. 90.

Le 10, matin. La matité diminue. L'égophonie persite. T. 38º 8. P. 92.

Soir. Le coude et la main gauche, sont un peu douloureux. T. 30º 1. P. 88.

Le 11, matin. Même état des articulations. Rien de nouveau du côté du cœur.

L'épanchement du côté gauche s'est en grande partie résorbé. Il ne reste plus dans le tiers inférieur qu'un peu d'obscurité du son de percussion. Le murmure vésiculaire s'entend partout. T. 37º 2. P. 92.

Soir. 39º. P. 96.

Le 12, matin. Sonorité bonne à gauche. Va très-bien.

La malade demande à manger. T. 38º 3. P. 92.

Soir. T. 39º 6. p. 92.

Le 13, matin. Agitation, irascibilité, quelques légères douleurs dans les coudes et les épaules. T. 37º 6. P. 97.

Soir. T. 40º. P. 100.

Le 14, matin. Toutes les articulations sont reprises, à part celles des pieds. Les douleurs sont vives, spontanées et exagérées par les mouvements et la pression. T. 39º 2. P. 92.

Prescription : Sulfate de quinine, 0 gr. 60 avec 0 gr. 10 d'opium brut en 4 paquets ; beaume tranquille et ouate sur les articulations.

Soir. Les douleurs spontanées sont un peu moins vives, mais tout mouvement est insupportable. T. 39º 6. P. 104.

Le 15, matin. Dans la journée on a oublié de donner le *sulfate de quinine*. Cette nuit il a été administré à intervalles trop rapprochés, et a provoqué des vomissements. Deux des quatre paquets ont été rejetés.

Sueurs abondantes. Plus de douleurs spontanées, mais mouvements très-douloureux. T. 40°. P. 108.

Soir. T. 40°. P. 108.

Le 16, matin. Les membres supérieur et inférieur du côté gauche sont débarrassés. T. 39°4. P. 100. Constipation depuis trois jours. Lavement purgatif.

Soir. T. 39° 4. P. 110.

Le 17. Toutes les articulations sont débarrassées complètement.

Les bruits morbides du cœur sont un peu moins intenses. La constipation a cédé.

Matin. T. 38° 4. P. 100.

Soir. T. 39° 2. P. 92.

Le 18. Pas de douleurs. Mouvements faciles.

Matin. T. 37° 6. P. 88.

Soir. T. 39. P. 100.

Le 19. Encore quelques douleurs.

On ne donne plus à partir d'aujourd'hui que 0 gr. 40 de sulfate de quinine.

Au cœur, à la pointe : 2 souffles, le plus intense est systolique ; à la base : un seul bruit morbide systolique.

Matin. T. 36° 4. P. 92.

Soir. T. 37° 8. P. 84.

Le 20, matin. L'auscultation du cœur montre les bruits suivants :

1° A la pointe : 2 bruits morbides d'un caractère assez peu tranché parce que l'on hésite entre du souffle ou du frottement.

2° Un peu au-dessus de la pointe, un bruit de galop, dont les trois temps sont ainsi constitués :

1er bruit légèrement soufflant;

Frottement occupant une partie du petit silence;

2e bruit cardiaque normal.

3° A la base : un bruit systolique dû à un frottement péricardique, et que la pression du stéthoscope rend plus appréciable.

La constipation persiste. — Rhubarbe.

Matin. T. 37° 6. P. 88.

Soir. T. 37° 6. P. 92.

Le 21. Va bien.

Matin. T. 37° 2. P. 82.

Soir. T. 38° P. 92.

Le 22. Quelques douleurs dans les mouvements des coudes.

Matin. T. 38° 2. P. 92.

Soir. T. 36₀ 6. P. 90.

Le 23. Il en est de même pour ceux de l'épaule gauche.

T. 37₀ 6. P. 88.

Le 24. Rien à noter.

Matin. T. 38₀. P. 84.

Soir. T. 39° 2. P. 96.

Le 25. L'épaule gauche et le coude droit sont assez douloureux.

T. 38° 4. P. 90.

La dose de sulfate de quinine qui est de 0 gr. 40 depuis le 19 mars, est élevée à 0 gr. 60, auxquels on joint 0 gr. 05 d'opium brut.

Soir. T. 88₀ 6. P. 92.

Le 26. Le coude gauche seul est encore atteint par le rhumatisme.

Matin. T. 38° 4. P. 96.

L'appétit commence à se faire sentir. — 1 portion.

Soir. T. 38₀ 6. P. 88.

Le 27. Tout mouvement du bras droit impossible. Douleurs très-vives dans l'épaule, le coude, le poignet de ce côté. Le genou droit est un peu repris.

Matin. T. 38₀ 4. P. 88.

Soir. T. 38° 6. P. 96.

Le 28. Va mieux. Il ne reste plus que du gonflement de la main droite. Sans douleur.

Matin. T. 37° 6. P. 84.

Soir. T. 38° 8. P. 92.

Le 29. Quelques douleurs dans l'épaule gauche.

Matin. T. 38° 2. P. 80.

Soir. T. 38° 2. P. 84.

Le 30. Le bruit de galop est remplacé par un bruit de roulement.

Le 31. Toujours quelques douleurs dans l'épaule gauche et la main droite.

Matin. T. 37° 8.

Soir. T. 38° 4.

1ᵉʳ avril. Id. Matin. T. 37₀ 6. Soir. T. 38₀ 6.

Le 2. Id. Matin. T. 38₀5. Soir. T. 38₀ 1.

Le 3. Id. Matin. T. 38₀. Soir. T. 37₀ 8.

Le 4. Id. Le bras droit est un peu douloureux. T. 37₀ 7.

Le 5. Id. Matin. T. 38₀ 2. Soir. 38₀ 4.

Le 6. Id. Matin. T. 38₀ 8. Soir. 38₀ 8.

Le 7. Id. Matin. T. 38₀ 6. Soir. 38₀ 2.

Le 8. Id. Matin. T. 37₀ 4. Soir. 38° 7.

Le 9. Le poignet et l'épaule droite sont un peu repris. T. 37₀ 7.

Le jour de son entrée à l'hôpital, le 22, la malade a :
P. 120, T. v. 39°,6 ; jusqu'au 24, pas de changement.

Le 24, avant l'administration de la, triméthylamine,
on note : P. 100, T. 39°,4. Après l'administration du
médicament, P. 116, T. 39°,8.

Le 25, P. m. 104, T. 39°,2. On donne alors 20 gouttes
de triméthylamine et on trouve : P. s. 112, T. s. 40°,4.
Cette température de plus de 40°, persiste jusqu'au
5 mars.

Il y a plus, l'observation nous montre que les douleurs,
qui avaient disparu, réapparaissent le 27, pendant que
la malade est encore sous l'influence de la triméthylamine, ce qui nous fait voir que la disparition des douleurs n'avait pas reconnu pour cause le médicament
donné.

Le 6 mars, les articulations des membres supérieurs
sont encore une fois reprises. Le pouls est à 100, la température de 39°,6.

Le 7, on supprime la triméthylamine qui, portée jusqu'à la dose de 1 gr. 50, n'a rien produit. On découvre
même un double épanchement pleurétique.

Le 13, nouveau retour des douleurs.

Le 25, nouvelle rechute.

La triméthylamine qui, selon M. Dujardin-Beaumetz,
agirait surtout efficacement dans le rhumatisme articulaire aigu, a rencontré ici le *cas type* par excellence quant
à l'acuité. Cependant l'observation nous apprend que
deux rechutes ont eu lieu malgré l'emploi du médicament ; elle nous montre que la température n'a cessé de
marquer 40° au minimum, du 25 février au 5 mars. Le
pouls n'a jamais été inférieur à 100. De plus, complication du côté de la plèvre.

Donc, pas de sidération de la douleur, pas de ralentis
sement du pouls ; pas de diminution dans la température ;
l'observation nous l'indique clairement, nettement, avec
précision.

De l'examen des observations qu'a publiées M. Dujardin-Beaumetz et de celles que nous avons réunies
dans ce travail, il résulte qu'il n'existe pas un seul cas
où l'on puisse affirmer que la triméthylamine ait guéri
le rhumatisme. Dès à présent nous pouvons établir que,
dans aucune observation, le médicament n'a fait cesser
la douleur, n'a calmé l'excitation circulatoire, n'a abaissé
la température. Les complications qui se présentent si
souvent dans le cours du rhumatisme articulaire se sont
ici développées comme à l'habitude. On pourrait même
se demander si l'emploi de la triméthylamine n'aurait
pas favorisé leur apparition. Nos observations tendraient
à donner à cette hypothèse quelque apparence de
vérité ; mais elles ne sont ni assez nombreuses ni assez
concluantes pour nous permettre de résoudre une
question que nous nous contenterons donc de poser.

Les opinions émises par M. Beaumetz sont donc de
simples assertions qui attendent encore leurs preuves.
Tous les faits dont il a prétendu les appuyer n'ont au
contraire réussi qu'à les infirmer.

Il suffit de relire chaque observation pour partager
notre opinion traduite dans les commentaires qui l'ac-
compagnent

Nous dirons plus longuement dans les lignes qui vont
suivre, comment nous comprenons l'action du médicament qui fait l'objet de ce travail.

ACTION THÉRAPEUTIQUE de la TRIMÉTHYLAMINE

Nous ne sommes pas sceptique en thérapeutique,
mais nous ne voulons accepter un médicament qu'après
examen sérieux et preuves suffisantes à l'appui de son
efficacité.

Nous n'admettons pas les interprétations de M. Dujardin-Beaumetz quant à l'action de la triméthylamine.
Aux faits qu'il a produits nous en avons opposé d'autres, plus probants certainement que les siens, et qui
nous amèneront à une conclusion presque entièrement
opposée.

1° Pour le médecin distingué dont nous avons eu à
citer si souvent le nom dans cet article, « le premier phénomène observé après l'administration de la triméthylamine, c'est la *diminution de la douleur*, et ce soulagement se produit dès les premiers jours de la médication ;
c'est même là un signe qui nous permet d'affirmer que
la triméthylamine aura une action favorable sur la marche subséquente du rhumatisme ; car, lorsqu'il fait défaut après quatre ou cinq jours, il est à croire que cette
médication n'aura aucune action satisfaisante » (*Gazette
hebdomadaire de médecine et de chirurgie*, n° 16, p. 255).

Cette sidération de la douleur, que signale M. Dujar-

din-Beaumetz lui paraît due à la triméthylamine ; car,
« quand on cesse le traitement, on voit les douleurs
réapparaître pour disparaître de nouveau quand on re-
prend le médicament. »

Nous avons sur ce qui précède plus d'une observation
à faire. Tout d'abord, et M. Dujardin-Beaumetz l'avoue
lui-même, cette sidération de la douleur (le mot est au
moins un peu trop fort, mais il exprime bien l'enthousiasme de son auteur) les observateurs ne l'ont pas tous
remarquée. M. Bucquoy, entr'autres, s'inscrit formellement en faux contre cette assertion (Con oracle). Dans
les cas même les plus probants dont il nous a donné
connaissance, il n'a rien noté de pareil. L'étude des
observations que nous avons rapportées et discutées
nous montre que, si les douleurs disparaissent, ce n'est
point par suite de l'action favorable de la triméthylamine. Elle nous montre encore que les douleurs qui
étaient peu étendues d'abord, se sont ensuite généralisées pendant l'administration du médicament.

En outre, le phénomène douleur dans le rhumatisme
nous semble ne pas mériter toute l'importance que lui
attribue M. Dujardin-Beaumetz. En effet, ne voyons
nous pas tous les jours, pendant que la fièvre persiste,
les douleurs se promener d'une articulation à l'autre,
disparaître pendant quelques jours dans un point pour
reparaître dans un autre. Et nous le répétons, la fièvre
pendant ce temps n'a pas cessé. Rendre le symptôme
douleur justiciable de la triméthylamine, c'est oublier
ses oscillations si remarquables dans le cours de l'attaque rhumatismale.

Nous avons fait voir que, dans les cas de M. Dujardin-
Beaumetz, la disparition de la douleur avait coïncidé
avec l'administration du médicament, marquant ainsi

le début d'une convalescence que la marche irrégulière
de la maladie ne lui avait pas permis de prévoir.

Autre remarque, sur laquelle M. Gubler insiste dans
sa clinique à l'hôpital Beaujon. Quand on étudie la
marche de la fluxion qui caractérise le rhumatisme dans
une jointure en particulier, on observe ce qui suit :

C'est au début surtout que la douleur est la plus vive,
alors que les phénomènes inflammatoires commencent
à se montrer. Puis peu à peu elle diminue, et cette diminution coïncide toujours avec l'hypersécrétion de la
sérosité dans la synoviale. Aussi, quand vous voyez
une articulation, qui a été douloureuse, augmenter de
volume, le tissu cellulaire péri-articulaire se tuméfier,
vous pouvez alors presser l'articulation, la malaxer pour
ainsi dire, sans réveiller de douleurs violentes.

L'hypersécrétion de la sérosité apparaît ici comme
un phénomène critique ; sans doute, si à cette période
de l'évolution du rhumatisme, vous donnez un médicament quelconque, vous croirez avoir diminué la douleur, alors que vous n'aurez eu affaire qu'à une pure
coïncidence. Un verre d'eau fraîche eût produit le même
résultat. Un homœopathe se serait cru autorisé à enre-
gistrer un succès.

Et puis, est-ce qu'il ne faut pas aussi tenir compte de
ce que les malades qui entrent à l'hôpital avaient presque toujours marché jusqu'à cette époque et étaient
restés sous l'influence des mauvaises conditions hygiéniques qui avaient engendré l'attaque rhumatismale ?
Est-ce que, d'une part, le repos du malade à l'hôpital,
d'autre part des conditions hygiéniques meilleures, ne
sont pas suffisantes à expliquer la guérison rapide de
la maladie? Nous avons suffisamment déjà insisté sur
ces faits.

Nous ajoutons qu'il serait bon de prendre en considération la température extérieure. Le rhumatisme qui a souvent sa cause occasionnelle dans un refroidissement doit fatalement recevoir l'impression d'une variation dans les conditions atmosphériques, impression favorable quand la température s'élève, fâcheuse quand la température diminue.

On a toujours négligé les conditions atmosphériques quand on a calculé la durée du rhumatisme et qu'on a fait contre lui l'essai des divers agents thérapeutiques. Il nous paraît indispensable de faire entrer désormais cet élément en ligne de compte, si l'on veut arriver à une solution vraiment sérieuse.

2° Le *second phénomène observé*, c'est la diminution du pouls et l'abaissement de la température ; MM. Bucquoy, Dujardin-Beaumetz, Gombeaux, etc., disent les avoir observés, M. Bucquoy, lui donnant ici la première place et en faisant le phénomène le plus important, serait sous ce rapport dans le vrai; car il est parfaitement certain que le rhumatisme ne peut être regardé comme guéri que lorsque la température, le matin comme le soir, est redevenue normale. Toute température plus élevée que la normale doit être considérée comme un rhumatisme existant encore, et on doit s'attendre à voir les douleurs réapparaître sous la plus légère influence.

Nous n'avons, quant à nous, rien vu de semblable; toujours nous avons observé des phénomènes inverses, c'est-à-dire augmentation du pouls et de la température. L'étude des observations où M. Dujardin-Beaumetz a découvert cette diminution de la température et ce ralentissement du pouls qui n'existent pas, prouve qu'ils sont au contraire remplacés par les phénomènes opposés.

Nous ne nions pas, qu'on le sache bien, l'existence possible de ce ralentissement circulatoire et de cet abaissement de la calorification; mais nous ne sommes plus d'accord avec les observateurs cités plus haut quant au mécanisme de leur production.

Pour eux, l'action serait directe. L'homme sain, comme l'homme malade, sous l'influence de la triméthylamine, présenterait toujours un abaissement du nombre des pulsations, une diminution dans l'élévation calorifique. Nous nous élevons formellement contre ce qui n'est à nos yeux qu'une simple assertion. La stimulation produite par la triméthylamine est, nous ne nous lasserons pas de le répéter, entièrement analogue à celle de l'ammoniaque, et cette substance n'a jamais produit directement les effets signalés ci-dessus.

Selon nous, il faudrait interpréter d'une manière bien différente les résultats obtenus.

C'est par une action indirecte, en quelque sorte détournée, que les deux phénomènes en question se sont produits. Aussi ne pouvons-nous croire que la triméthylamine agisse efficacement dans tous les cas; elle aurait au contraire, selon nous, des indications nettes, précises. Qu'un malade plongé dans une adynamie profonde ait un pouls trop rapide et trop vite, qu'est-ce que cela veut dire? A nos yeux, un pareil malade pèche par défaut de stimulation cérébrale, et nous en avons la preuve dans la manifestation des phénomènes d'indépendance organique qn'on pourra produire. Le cœur n'ayant plus le frein que lui imposaient les centres nerveux intacts, *bat follement*, comme on dit. Si alors vous offrez au malade des stimulants diffusibles, ammoniaque, alcool, etc., vous redonnez au cerveau sa puissance normale, son empire, et vous observez comme conséquence, d'une part le **ralentissement du pouls**, et d'autre part l'abaissement de la calorification. Ces faits se voient journellement dans les fièvres typhoïdes et les pneumonies adynamiques, où l'alcool et plus généralement les stimulants diffusibles sont indiqués. M. Gubler nous a fait nombre de fois assister à ce réveil de l'encéphale endormi dans les circonstances dont je parle. Il est évident que, si certains rhumatismes peuvent guérir par les stimulants diffusibles, ce ne peut être que dans des circonstances absolument semblables.

Mais donner les stimulants diffusibles à un malade atteint de rhumatisme articulaire aigu franchement généralisé nous semble tout à fait illogique. L'excitation et non le calme des fonctions en sera nécessairement la conséquence.

Les stimulants diffusibles ne produisent donc leurs effets ici que par une voie détournée.

Tous les rhumatisants ressemblent-ils à ceux dont nous venons de tracer brièvement la manière d'être? Evidemment non. J'aborde, en effet, la forme chronique du rhumatisme, qui fait souvent le désespoir des médecins. On sait que les bains de vapeur sont, dans cette forme, spécialement recommandés. La peau semble alors insuffisante à remplir les fonctions dont elle est chargée, et les stimulants diffusibles viennent puissamment en aide au médecin dans la médication dont il s'agit, probablement en ranimant les fonctions cutanées. Si, dans ces cas, vous administrez la triméthylamine, oui, vous pouvez avoir des succès.

Ce serait donc une grave erreur de croire à l'existence d'un anti-rhumatismal; puisque le rhumatisme se présente sous des formes variées, chaque forme doit nécessiter l'emploi de moyens différents et qui devront s'adapter à elle plus spécialement. J'emprunte à M. Gubler une vérité thérapeutique qu'on ne saurait trop méditer, et qui, bien appréciée, rendrait assurément les observateurs plus circonspects, moins enthousiastes, sans cependant les décourager : « Il n'existe, dit M. Gubler, à vrai dire, ni propriétés ni vertus thérapeutiques ; le soulagement et la curation d'un mal ne sont pas la conséquence d'une lutte engagée contre celui-ci par un agent capable de le combattre et de le neutraliser directement, comme ferait une base par rapport à un acide. Ce bénéfice est la conséquence des changements apportés dans la composition chimique, la structure et les actes organiques du sujet, par un modificateur cosmique, changements à la faveur desquels l'économie recouvre enfin son équilibre troublé, pourvu qu'il y ait intégrité des actes nutritifs et plastiques, ou plutôt de la puissance formatrice, attribut essentiel des êtres vivants. »

Le ralentissement du pouls et l'abaissement de la température sont donc des conséquences indirectes de l'action de la triméthylamine, agissant par voie détournée.

3° Comme troisième phénomène, M. Dujardin Beaumetz note *la disparition du gonflement des jointures*. Ce phénomène suit en général de près le retour à une température et à un pouls normaux. Quant à mettre la résolution de cet épanchement à l'actif de la triméthylamine, comme l'a fait M. Dujardin-Beaumetz pour le n° 6 de ses observations de la *Gazette médicale*, nous ne pouvons accepter une semblable interprétation.

4° M. Dujardin-Beaumetz, d'après MM. Gombaux et Martineau, parle d'une augmentation considérable de l'appétit, comme d'un phénomène digne d'être noté , oubliant ainsi que toutes les substances qui excitent

localement les tissus sur lesquels elles sont immédiatement appliquées, produisent toujours, à de certaines
doses variables nécessairement pour chacune d'elles,
lorsqu'elles sont en contact avec la muqueuse gastrique,
le sentiment de la faim ; c'est un phénomène sur lequel
compte le médecin qui veut stimuler l'appétit de ses
malades, et les buveurs de profession ne connaissent
que trop bien l'effet de ce qu'ils appellent les apéritifs.

5° M. Dujardin-Beaumetz remarque que tantôt la
diurèse est augmentée, que tantôt elle est diminuée
sous l'influence de la triméthylamine; il fait la même
remarque au sujet de la sueur, sans nous expliquer la
raison de ces phénomènes inverses, et les conditions
qui ont présidé à leur apparition.

On se rappelle Aran traitant les ictères avec la
garance. Il observait que quand un ictère catarrhal
arrivait au quatrième jour, la guérison lui demandait
huit jours; quand l'ictère datait de six jours, six jours
étaient aussi nécessaires pour en obtenir la guérison ;
enfin que lorsque l'ictère avait huit jours, il suffisait de
quatre jours pour le voir disparaître; Aran oubliait de
la sorte que la durée totale de l'ictère était toujours de
douze jours, et les conclusions qu'il tirait étaient nécessairement fausses. Il était donc dans l'erreur quand il
annonçait qu'il avait, avec la garance, guéri certains
ictères avant l'époque où ceux-ci auraient disparu spontanément.

M. Dujardin-Beaumetz nous semble avoir commis la
même faute que Aran, quand, calculant la durée de
l'attaque rhumatismale, il ne tient compte d'aucune des
circonstances qui ont pu en modifier la marche, telles
que de meilleures conditions hygiéniques à l'hôpital où

les salles sont toujours sèches, le repos, les conditions atmosphériques, les imprudences qu'a pu commettre le malade, et dont l'influence expliquerait bien mieux que ne pourrait le faire l'interruption de la triméthylamine, les rechutes qui se sont quelquefois montrées, quand surtout il ne calcule la durée du rhumatisme que d'après la durée du traitement.

CONCLUSIONS.

De ce qui précède, nous nous croyons autorisé à conclure :

1° Que les produits qui jusqu'alors ont été employés sous le nom de propylamine ne sont qu'un mélange en proportions variables de triméthylamine et d'ammoniaque.

2° Que ces produits possèdent toutes les propriétés locales et généralisées de l'ammoniaque, moins toutefois l'intensité;

3° Que rien ne prouve jusqu'alors leur efficacité réelle dans le traitement du rhumatisme articulaire;

4° Que, s'ils devaient être mis en usage pour combattre cette maladie, ils ne seraient indiqués que dans les cas où les stimulants diffusibles le sont eux-mêmes;

5° Qu'enfin, en raison de l'instabilité des produits employés, de leur prix élevé, et de la difficulté de les obtenir toujours semblables, on devrait leur préférer leurs synergiques, et surtout l'ammoniaque.

TABLE DES MATIÈRES.

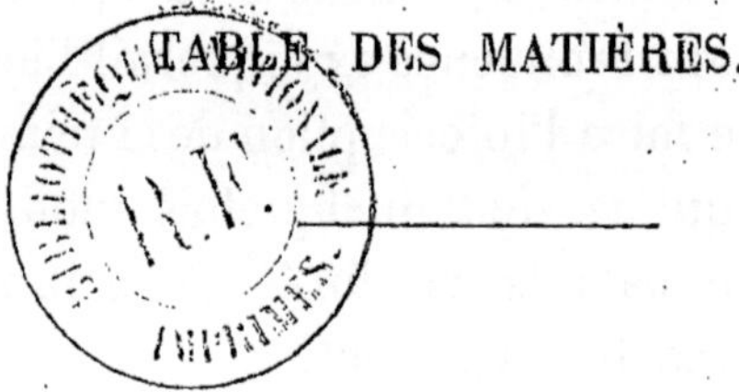

Paris. A. PARENT, imprimeur de la Faculté de Médecine, rue Mr-le-Prince. 31.

Leçons sur les maladies du système nerveux faites à la Salpêtrière par le professeur Charcot, recueillies et publiées par le docteur Bourneville. 2 fascicules avec figures et planches coloriées. 5 fr.

Traité de l'immobilisation directe des fragments osseux dans les fractures, par le docteur Berenger-Féraud, médecin principal de la marine. 1 vol. in-8 avec figures dans le texte. 10 fr.

Traité des fractures non consolidées, ou pseudarthroses, par le docteur Berenger-Féraud. 1 vol in-8 avec figures dans e texte. 10 fr.

Traité des maladies de l'estomac, de W. Brinton, traduit par le docteur Riant, précédé d'une Introduction par le professeur Lasègue. 1 vol. in-8 avec figures dans le texte; le volume cartonné en toile. 7 fr.

Traité des maladies de l'oreille, par A. de Troeltsch, professeur à la Faculté de médecine de Würzbourg, traduit par les docteurs Kuhn et Levi. 1 vol. in-8 avec figures dans le texte; le vol. cart. en toile. 8 fr. 50

Leçons sur le traitement des maladies chroniques en général, et des affections de la peau en particulier, par l'emploi comparé des eaux minérales, de l'hydrothérapie et des moyens pharmaceutiques, professées à l'hôpital Saint-Louis par le docteur Bazin, rédigées et publiées par E. Maurel, interne des hôpitaux, revues par le professeur, 1 vol. in-8; cart. en toile. 8 fr.

Des paralysies des muscles moteurs de l'œil, par A. von Graefe, professeur d'ophthalmologie à l'Université de Berlin, traduit par A. Sichel, revu par le professeur. 1 vol. in-8. 3 fr. 50

Traité clinique et pratique des maladies puerpérales suites de couches, par le docteur Hervieux, médecin de la Maternité de Paris. 1 fort volume in-8 avec figures dans le texte; le vol. cart. en toile. 16 fr.

Traité des maladies du fond de l'œil et atlas d'ophthalmoscopie, par L. de Wecker et E. de Jaeger. 1 vol. gr. in-8, accompagné d'un atlas de 29 planches en chromolithographie. 35 fr.

Comptes-rendus des séances et mémoires de la Société de biologie, tome XXIIIe de la collection. 1 vol. in-8 avec planches lithographiées et coloriées. 7 fr.

Paris. — Imp. A. Parent, rue Monsieur-le-Prince, 31.